# ARCHIV FÜR TIERERNÄHRUNG

UNTER MITWIRKUNG VON

Prof. Dr. Dr. W. Lenkeit, Göttingen. Prof. Dr. K. Nehring, Rostock
Prof. Dr. Dr. Dr. h. c. Dr. h. c. Dr. h. c. A. Scheunert, Potsdam-Rehbrücke
Prof. Dr. Dr. W. Wöhlbier, Stuttgart-Hohenheim

HERAUSGEGEBEN VON

ERNST MANGOLD

Prof. Dr. med. Dr. phil. Dr. med. vet. h. c. Dr. agr. h. c. Dr. agr. h. c.
Direktor em. des Instituts für Tierernährungslehre
der Humboldt-Universität Berlin

5. BAND
Ausgegeben am 15. Juni 1955
HEFT

2

AKADEMIE-VERLAG · BERLIN

ARCH. TIERERNÄHRUNG · 5. BAND NR. 2 · S. 61–124 · BERLIN · 15. JUNI 1955

# INHALT



**Das Archiv für Tierernährung** erscheint zweimonatlich in Heften zu 64 Seiten im Format 17,5 × 25 cm. Der Preis des Heftes beträgt DM 8,50. 6 Hefte werden zu einem Band vereinigt. Der Besteller muß sich zur Abnahme eines Bandes verpflichten. Die Hefte werden jeweils einzeln berechnet. Im Jahre erscheint nicht mehr als 1 Band. Bestellungen werden direkt an den Akademie-Verlag GmbH., Berlin W 8, Mohrenstraße 39 oder über eine wissenschaftliche Buchhandlung erbeten.

**Manuskriptsendungen** — zugelassen sind die vier Kongreßsprachen — sind an den Herausgeber, Herrn Prof. Dr. Ernst Mangold, Berlin N 4, Invalidenstr. 42, zu richten. Mit der Veröffentlichung geht das alleinige Verlagsrecht an das Archiv für Tierernährung über. Daher müssen Arbeiten, die bereits an anderer Stelle veröffentlicht worden sind, zurückgewiesen werden. Die Verfasser verpflichten sich, Manuskripte, die vom Archiv für Tierernährung angenommen worden sind, nicht an anderer Stelle zu veröffentlichen.

Die Verfasser erhalten von größeren wissenschaftlichen Arbeiten 50 **Sonderdrucke** unentgeltlich Den Manuskripten beiliegende **Zeichnungen** müssen sauber, in zweifacher Größe ausgeführt sein. Wenn sie nicht voll reproduktionsfähig nach den Vorschriften des Normblattes DIN 474 eingereicht werden, ist die Beschriftung nur mit Bleistift einzutragen. Zur Herstellung von Netzätzungen sind nur einwandfreie Photographien brauchbar.

Für alle Literaturzitate sind die Vorschriften des Normblattes DIN 1502 und 1502 Beiblatt I maßgebend. Die Zitate müssen den Verfasser (mit den Anfangsbuchstaben der Vornamen), den vollständigen Titel der Arbeit und die Quelle mit Band, Seitenzahl und Erscheinungsjahr enthalten. Das Literaturverzeichnis soll alphabetisch geordnet sein.

Herausgeber und verantwortlich für den Inhalt: Prof. Dr. med. Dr. phil. Dr. med. vet. h. c. Dr. agr. h. c. Dr. agr. h. c. Ernst Mangold, Berlin N 4, Invalidenstraße 42 (Fernruf 42 96 64). Verlag: Akademie-Verlag GmbH., Berlin W 8, Mohrenstraße 39 (Fernruf: 20 03 86); Postscheckkonto: 350 21. Bestell- und Verlagsnummer dieses Heftes 1010/V/2. Das Archiv für Tierernährung erscheint vorläufig jährlich in 1 Band zu 6 Heften. Bezugspreis je Einzelheft DM 8.50, ausschließlich Porto und Verpackung. Satz und Druck: Robert Noske, Borna (Bez. Leipzig). Veröffentlicht unter der Lizenz-Nr. 1213 des Amtes für Literatur und Verlagswesen der Deutschen Demokratischen Republik. Printed in Germany.

Aus dem Institut für Chemische Technologie der Techn. Hochschule Darmstadt
(Direktor: Prof. Dr. K. SCHOENEMANN)

*E. F. KILIAN*

# Gasdichter Flanschverschluß für eine Dauerfistel am Pansen

Dauerfisteln am Pansen gestatten eine Reihe aufschlußreicher Untersuchungen der hier ablaufenden Verdauungsvorgänge, die durch keine andere Methodik ersetzbar sind. Die Achtung vor dem Lebendigen fordert das Wohlbefinden des Versuchstieres und für die Verallgemeinerung der speziellen Untersuchungsergebnisse ist es die Voraussetzung einer normalen Funktion. Beides kann in unserem Falle nur dann erreicht werden, wenn die Fisteloperation gut ausheilt und der Fistelkanal so verschließbar ist, daß keine Flüssigkeit ungewollt austritt und kein Gasaustausch mit der Außenluft möglich ist. Nur so bleiben die normalen Druckverhältnisse und die natürliche Bakterienpopulation im Pansen gesichert.

Wenn bei Rindern Proben aus dem Gesamtbereich des Pansens und der Haube entnommen werden sollen, muß der Fistelkanal die Passage von Hand und Unterarm gestatten, wozu eine Weite von 8—10 cm notwendig ist. Je weitlumiger aber eine Fistel ist, um so größer sind die Schwierigkeiten, sie abzudichten. Die durch den Druck des Gewebes gut gedichteten Fisteln nach WITZEL können leider nur mit beschränktem Umfang angelegt werden. Der Pansenverschluß darf von dem Tier durch Beißen und Scheuern nicht beschädigt werden oder entfernbar sein, was vor allem dann zu beachten ist, wenn die Tiere nicht unter ständiger Bewachung stehen. Beim Brüllen und Schnauben der Rinder wird der Druck im Pansen spontan so erhöht, daß jeder nicht festsitzende Pansenverschluß herausgepreßt wird, was u. U. auch zu Verletzungen des Tieres führt. Die bei Dauerfisteln vielfach angewendeten reinen Gummiverschlüsse sind meist aufblasbar augebildet und dichten nur dann ausreichend ab, wenn sie unter einem solchen Druck gehalten werden, bei dem schon Nekrosen des Gewebes eintreten, und ihre Anfälligkeit für Beschädigungen machen sie zu einer Quelle ständigen Ärgers und ungenauer Versuchsergebnisse.

Für Amidfütterungsversuche (SCHOENEMANN & KILIAN 1955), die zum Teil mit Fisteltieren durchgeführt wurden, entwickelten wir analog zu technischen Vorbildern einen Flanschverschluß [1]), der den Vorzug großer Festigkeit und sicherer Abdichtung mit geringer Druckbelastung des Gewebes in sich vereinigte. Dabei war besonders angenehm, daß für einen großen Teil der notwendigen Messungen der Verschluß im Fistelkanal belassen werden konnte, die Plexi-

[1]) Die hierzu notwendigen Dreharbeiten wurden freundlicherweise von Herrn F. KLEIN, dem ich auch für manche Anregung zu Dank verbunden bin, in sorgfältiger Weise ausgeführt.

glasteile eine gute Möglichkeit zur Fixierung der eingeführten Instrumente und Schläuche boten und gleichzeitig eine schnelle Abdichtung gestatteten.

Das Rohrstück und die Flanschscheiben des Verschlusses (Abb. 1) wurden aus Plexiglas hergestellt, das physiologisch indifferent ist, leicht bearbeitet werden kann und genügend Festigkeit hat. Diese Plexiglasteile geben den Halt

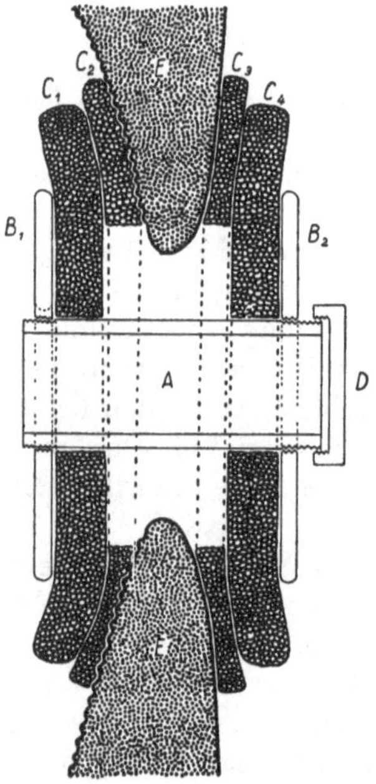


Abb. 1
Flanschverschluß in schematischem Querschnitt, die Größenverhältnisse sind für die Erfordernisse des Schemas abgewandelt. A Fistelrohr, $B_1$ innere Flanschscheibe mit Sektorausschnitt (vgl. Abb. 2), $B_2$ äußere Flanschscheibe, $C_1$—$C_4$ Moosgummiringe, D Verschlußkappe, E Körperwand.

für zwei bzw. vier große Scheiben aus Moosgummi oder Schaumstoff, die den Druck auf das Gewebe über eine große Fläche verteilen; durch Aufstreichen von Vaseline oder Melkfett läßt sich auch über den behaarten Teilen der Haut ein gasdichter Abschluß erreichen. Da die dichtenden Flächen außerhalb des Fistelrandes liegen, stören die Änderungen des Fistellumens, wie sie anfangs auftreten, nicht, bzw. man kann durch die Wahl geeigneter Rohrdurchmesser und Gummiauflagen (s. u.) eine Mindestgröße der Fistelöffnung sicher stellen. Durch ein an den Enden des Rohres aufgeschnittenes Gewinde kann der Abstand der Plexiglasscheiben bliebig verändert werden und so der jeweils notwendige Druck auf die Gummischeiben erreicht werden. Die Gesamtlänge des Rohres richtet sich nach der Länge des Fistelkanales und der Dicke der Gummischeiben, die beiderseits ein Polster von wenigstens 2 cm Dicke bilden müssen. Die neuerdings im Handel erhältlichen Schaumstoffe sind gegen die Zersetzung durch Pansenbrei widerstandsfähiger als Moosgummi; Moosgummi aber ist seinerseits weniger ermüdbar. Moosgummischeiben müssen normalerweise alle vierzehn Tage erneuert werden und sollen nur aus medizinischem Gummi bestehen.

Der Rohrdurchmesser und die Größe der inneren Plexiglasscheibe müssen in einem bestimmten Verhältnis zueinander stehen und sind abhängig vom Lumen der Fistel. Um den inneren Gummischeiben (man verwendet zweckmäßig zwei, wobei die der Flanschscheibe anliegende ($C_1$) dicht auf dem Rohr aufsitzt und die zweite ($C_2$) eine größere Öffnung als die Fistel hat) ein festes Widerlager zu geben, muß die Flanschscheibe ($B_1$) ebenfalls größer als die Fistelöffnung sein. Damit die Scheibe $B_1$ aber durch die Fistel in den Pansen eingeführt werden kann, erhält sie einen sektorförmigen Ausschnitt (Abb. 2) der so tief sein

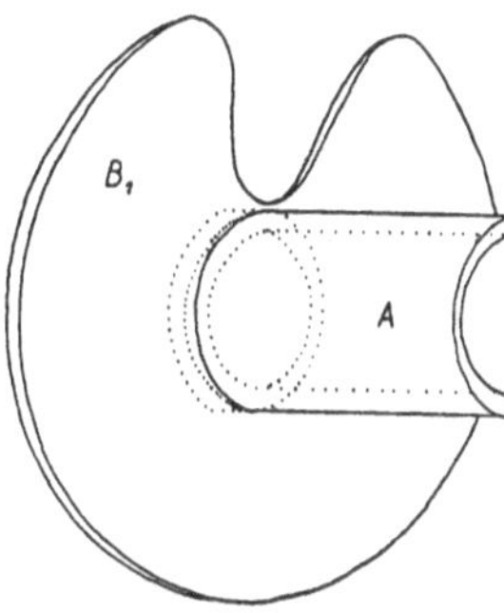


Abb. 2
Innere Flanschscheibe mit Sektorausschnitt und Fistelrohr in der Aufsicht.

muß, daß an dieser Stelle der Durchmesser der Scheibe dem des Fistelloches entspricht. Demzufolge muß der Durchmesser des Rohres (A) auch kleiner als die Fistelöffnung sein. Solange die Fistelöffnung noch die Tendenz zur Verengung hat, kann man durch Überstülpen von Gummiauflagen auf das Rohr dem entgegenwirken. Die äußere Flanschscheibe ($B_2$) wird in derselben Größe wie $B_1$, aber ohne Ausschnitt hergestellt. Der Verschluß des Rohres erfolgt durch eine Kappe, die auf das gleiche Gewinde wie die Flanschscheibe $B_2$ aufgeschraubt wird und erforderlichenfalls noch Durchlässe für Schläuche, Drähte oder sonstiges erhält.

Zum Einsetzen des Verschlusses wird die Flanschscheibe ($B_1$) auf das Rohr (A) aufgeschraubt und etwas schräg mit Hilfe des Sektors durch die Fistel in den Pansen eingefeührt, dabei schiebt man das Rohr zunächst soweit nach innen, daß man die Gummidichtungen ($C_1$ u. $C_2$) zusammengepreßt durch die Fistel und über das Rohr (A) schieben kann. Durch Abtasten mit dem Finger überzeugt man sich von dem glatten Aufsitzen der Gummischeiben und entfernt notfalls Futterpartikel, die zwischen die Scheiben und die Pansenwand gelangt sind. Um das Einführen der inneren Gummidichtungen ($C_1$ u. $C_2$) zu erleichtern, kann man einen Drahthaken durch das Rohr schieben und es während dieser Prozedur dann soweit in das Panseninnere schieben, daß es der Einführung der Scheiben nicht mehr hinderlich ist. Das Auflegen der äußeren Gummischeiben ($C_3$ u. $C_4$) bereitet keine Schwierigkeiten, man muß hier nur für eine gute Reinigung der Haut und ausreichendes Einfetten sorgen.

Unter Verwendung des vorstehend beschriebenen Verschlusses konnten Dauerfisteln viele Monate ohne Beeinträchtigung des Wohlbefindens der Tiere belassen werden und waren eine wesentliche Hilfe bei der Untersuchung der Verdauungsvorgänge im Pansen.

## Zusammenfassung

Es wird ein Verschluß für eine Dauerfistel am Pansen beschrieben, der gasdichten Abschluß gewährleistet und das Gewebe nur gering belastet.

## Literatur

SCHOENEMANN, K. u. KILIAN, E. F.: Stand und Aussichten der Amid-Fütterung (im Druck).

Eingegangen am 21. 3. 55

Aus dem Institut für Anatomie und Physiologie der Haustiere der Universität Bonn
(Direktor: Prof. Dr. E. SCHÜRMANN)

*R. MÜLLER und D. HÖTZEL*

# Ein Vorschlag zur Verbesserung der Fütterungsvorrichtung an Stoffwechselkäfigen für Ratten

Ein nach wie vor prekäres Problem bei der Ermittlung von Stoffwechseldaten an Ratten ist die Schwierigkeit einer *verlustfreien Zuteilung des Versuchsfutters.* Die Ratte hat die unangenehme Eigenschaft, aus den „Händen" zu fressen und dabei mehr oder weniger erhebliche, jedenfalls die Versuchsergebnisse beeinträchtigende Futteranteile zu verstreuen. Bei den meisten Käfigsystemen vermischen sich diese Futterreste untrennbar mit Harn und Kot.

Eine auch uns brauchbar erscheinende diesbezügliche Verbesserung entwickelte COLUMBUS [2]. Er verlegte die Fütterungsvorrichtung außerhalb des Versuchskäfigs, und zwar befindet sie sich als Endstück eines horizontalen Glaszylinders in einer halbkugelförmigen Ausbuchtung. Diese Freßröhren sind dem jeweiligen Körpergewicht so anzupassen, daß jede „Nebenbewegungsmöglichkeit" ausgeschaltet wird.

Trotz genauer Anpassung der Röhrengröße gelang es bei den eigenen Versuchen nach dem vorgeschlagenen System aber nicht, eine quantitative Futteraufnahme zu erzielen. Die Tiere versuchten immer wieder und teilweise mit Erfolg, sich eine „Handvoll" Futter in das bequemere Käfiginnere zurückzuholen.

Wir brachten daher einen *Schieber eingangs der Freßröhre* an, der nur zu bestimmten Tageszeiten (etwa sechsmal) geöffnet und hinter der dann fressenden Ratte wieder geschlossen wurde. Nach anfänglichem Sträuben gewöhnten sich die Tiere nach einigen Tagen an die Beengung und fraßen ruhig und mit gutem Appetit. Das Verschleppen von Futter wurde auf diese Weise vermieden. Eine Verunreinigung der Freßröhre durch Kot oder Harn wurde in keinem Falle beobachtet.

Es stellte sich dagegen ein anderer Nachteil heraus. Durch die arbeitstechnisch bedingte Futterpause während der Nacht war es nicht möglich, den Tieren die für optimales Wachstum erforderliche Futtermenge beizubringen. Das galt jedenfalls bei Beschränkung der Eiweißzufuhr, die unsere Fragestellung verlangte. Diese Schwierigkeit sowie der weitere Nachteil, daß die Röhrengröße zwecks Anpassung an das Körpervolumen variiert werden muß, waren Anlaß, ein anderes Fütterungssystem zu erproben.

Für die Weiterentwicklung diente als Vorbild ein Vorschlag des Instituts für Haustierernährung Zürich, der von K. SCHILLER [3] wie folgt beschrieben wird:

„Um eine möglichst verlustlose Futteraufnahme zu erreichen, wurden ... Glasnäpfe (Höhe 35 mm, Durchmesser 50 mm) als Futterbehälter verwendet, die mit einem Metalldeckel versehen waren, der in der Mitte ein kreisrundes Loch von 28 mm Durchmesser hatte. Das Futter wurde als trockenes Mehl eingefüllt, und mit einem weitmaschigen Drahtnetz (8 mm Maschenweite) bedeckt. Auf diese Weise konnten die Ratten nur noch mit dem Kopf zum Futter gelangen, und es lediglich mit der Zunge aufnehmen. Dadurch ergab sich eine weitgehende Unterbindung der Futterverstreuung. Ein Umwerfen der Näpfe wurde dadurch vermieden, daß sie mit Blechlaschen, die am Deckel angebracht sind, am Boden der Versuchskäfige befestigt wurden."

Diese Fütterungsart bietet zweifellos grundsätzliche Vorteile, vermeidet aber nach den eigenen Erfahrungen nicht restlos die Futterverstreuung. Die Ratten haben die Angewohnheit, sich während des Fressens und danach zu putzen; dabei werden die an der Schnauze und den Barthaaren haftenden Futterreste verstreut, d. h. sie vermischen sich, da die Futtergefäße auf dem Laufgitter stehen, mit Kot und Harn. Verschiedentlich konnte auch beobachtet werden, daß der Futtertrog mit Kot und Harn verunreinigt wurde. Schließlich bedeutet das Hantieren im Versuchskäfig bei der Fütterung eine nicht zu übersehende arbeitstechnische Belastung; sie wird besonders unangenehm und nicht ganz ungefährlich, wenn z. B. bei Mangelfütterung noch die Beißlust der Ratten hinzukommt. Alle diese Gründe ließen es geraten erscheinen, den Futternapf aus dem Käfig herauszunehmen.

Als Aufenthaltsraum fand der von COLUMBUS[1] beschriebene Stoffwechselkäfig Verwendung, der nur in unwesentlichen Teilen verändert wurde (Deckelbefestigung, Tränkgefäß oberhalb des Deckels, Einbau eines Futterschiebers).

An der Vorderseite des Käfigs befindet sich die runde, durch einen Schieber verschließbare Futterluke (Durchmesser 5 cm), vor der wir einen kurzen Freßkäfig mit den nachfolgend beschriebenen Bauelementen angebracht haben (Abb. 1).

1. Eine kanzelähnliche Plexiglasfläche (2 mm Stärke) bildet die vordere und seitliche Begrenzung (a). Sie ist mit ihrem rechtwinklig mit „Plexigum" aufgeleimten Rand (b) am Käfig angeschraubt und trägt alle anderen Einzelteile. Ein Zwischenboden (d), auf den die Ratten während des Fressens ihre Vorderpfoten aufstützen, hat eine 26 mm weite Bohrung, unter welcher der Futternapf (g) schwach excentrisch eingeklemmt ist. Der Zwischenboden ist in dem übrigen Teil geschlitzt, so daß verstreutes Futter durchfallen kann.

2. Der klappbare eigentliche Boden (i) ist durch eine Feder (h) mit dem Deckel (c) verbunden und drückt den Futternapf (g) gegen den Zwischenboden (d). Auf dem aus Zinkblech gefertigten unteren Boden (i) sammelt sich das eventuell verstreute Futter und kann von dort aufgesammelt werden. Ein aufgelöteter Blechstreifen auf diesem Boden fixiert den Futternapf; eine Umrandung verhindert das Herabfallen verstreuten Futters.

3. Der Deckel (c) ist mit Luftlöchern versehen und um den Stahlstift (f) im Scharnier drehbar. Er kann ebenso wie der Boden (i) nach Herausziehen des Stahlstiftes abgenommen werden.

Die Abmessungen des Futternapfes (g) sowie der Durchmesser des Deckelloches im Zwischenboden (d) und die Maschenweite des Freßdrahtnetzes (4 bis 5 mm) verhindern in der vorgeschlagenen Form weitgehend ein Verstreuen

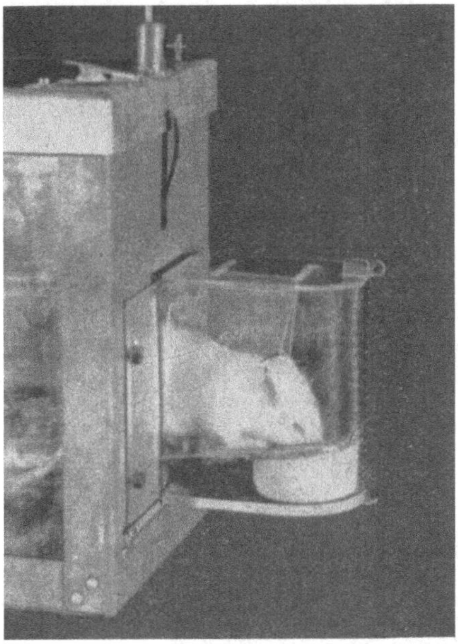

Abb. 1

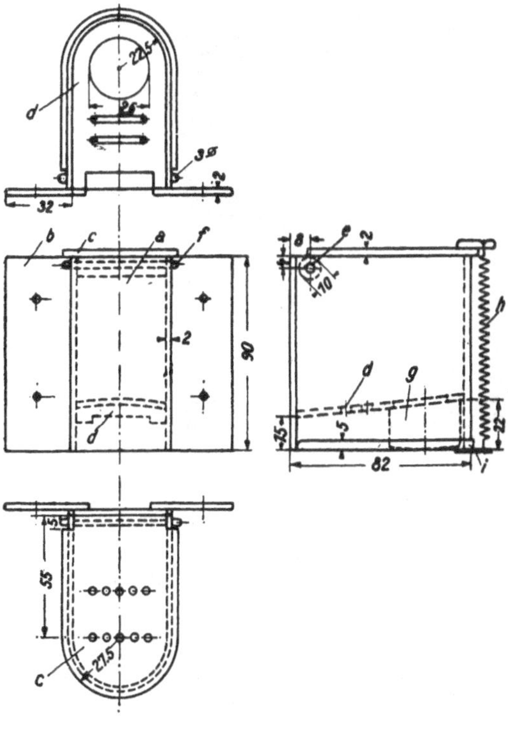


Abb. 2

des Futters (Abb. 2). Das Drahtnetz, dessen Kreuzungsstellen zur Erzielung einer besseren Stabilität verlötet sind, ist uhrglasförmig gebogen.

Die obere Begrenzung des Futternapfes bildet von der Seite gesehen eine schiefe Ebene. Damit werden tote Winkel vermieden, in die die Ratte mit der Zunge nicht gelangen kann.

Der Freßkäfig, der ebenso wie der Stoffwechselkäfig in der Werkstatt des Institutes hergestellt wurde, genügt in diesen Abmessungen für Versuche aller Größenklassen der wachsenden Ratte. Lediglich bei sehr jungen Tieren (40 bis 80 g) muß ein dachförmiger Einsatz aus zwei Plexiglasplatten, dessen Form verändert werden kann und der durch eine Schraube zusammengehalten wird, in den Freßkäfig gestellt werden. Die Bewegungsfreiheit beim Fressen ist soweit zu beschränken, daß die Tiere nicht länger als zur Nahrungsaufnahme unbedingt nötig im Freßkäfig verweilen (Abb. 3 u. 4).

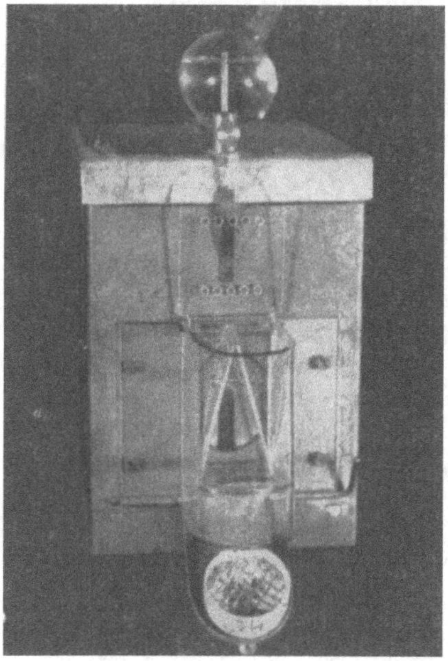

Abb. 3

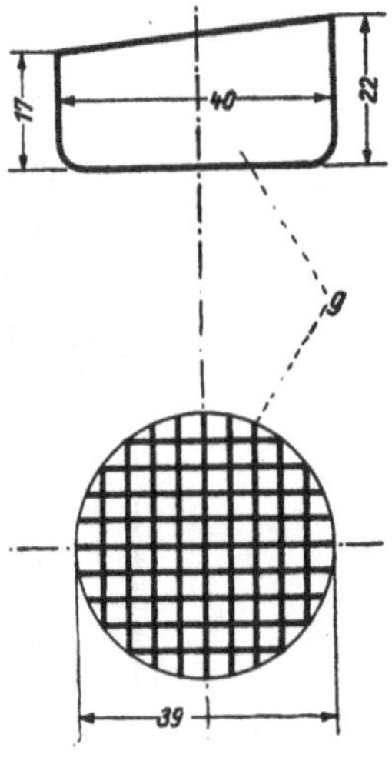


Abb. 4

In Vergleichsversuchen wurden Käfige mit den verschiedenen Fütterungssystemen ohne Harntrichter über Filtrierpapier aufgestellt. Während der Kot häufig weggenommen wurde und der Harn eintrocknete, reicherte sich das verstreute Futter auf dem Filtrierpapier über längere Zeit an. Es konnte so deutlich demonstriert werden, daß das eigene Fütterungssystem eine quantitative Futteraufnahme gewährleistet.

Zusammenfassung

Es wird eine Fütterungsvorrichtung für Ratten beschrieben, die in Verbindung mit dem von COLUMBUS vorgeschlagenen Stoffwechselkäfig eine quantitative Futteraufnahme ermöglicht.

Literaturverzeichnis

[1] COLUMBUS, A.: Archiv f. Tierernährung *1*. 321—328 (1951).
[2] COLUMBUS, A.: Archiv f. Tierernährung *2*. 388—393 (1952).
[3] SCHILLER, K.: Archiv f. Tierernährung *3*. 342—360 (1953).

Eingegangen am 19. 3. 55

Aus dem Institut für Physiologie und Ernährung der Tiere der Universität München
(Vorstand: Prof. Dr. Dr. JOHS. BRÜGGEMANN)

*J. TIEWS*

# Beitrag zur Pigmentanalyse in wirtschaftseigenen Futtermitteln

Druckfehlerberichtigung zur gleichnamigen Arbeit Bd. IV, Heft 6, S. 357—363.

Die auf Seite 362 und 363 mitgeteilten Extinktionskoeffizienten des $\beta$-Carotins bei den Spektralfiltern S 47 bzw. bei der Quecksilberlinie 436 m$\mu$ werden wie folgt korrigiert:

$\varepsilon = 1{,}19 \times 10^{5}$ Liter · Mol$^{-1}$ cm$^{-1}$
statt $\varepsilon = 1{,}19 \times 10^{-5}$ Liter · Mol$^{-1}$ cm$^{-1}$ und
$\varepsilon = 1{,}05 \times 10^{5}$ Liter · Mol$^{-1}$ cm$^{-1}$
statt $\varepsilon = 1{,}05 \times 10^{-5}$ Liter · Mol$^{-1}$ cm$^{-1}$.

Eingegangen am 4. 5. 55.

Aus dem Institut für Tierernährung der Martin-Luther-Universität Halle-Wittenberg
(Direktor: Prof. Dr. A. COLUMBUS)

*GÜNTER GEBHARDT*

# Untersuchungen über den Einfluß einiger Vitamine auf den endogenen und exogenen Eiweißumsatz an wachsenden Albinoratten

## Inhaltsübersicht

## A. Einführung

Die mannigfaltige Variabilität der biologischen Eiweißwertigkeit gleicher oder gleichartiger Proteine kann verschiedenartige Ursachen haben. Obwohl in den letzten Jahrzehnten viele Untersuchungen mit dem Ziel, diese Ursachen zu erfassen, durchgeführt worden sind (s. MITCHELL/SCHWARZE/HAMILTON zit. b. A. COLUMBUS [8] u. [11]), blieb noch manche Frage offen. Es erscheint nicht erforderlich, hier auf die Problematik der biologischen Eiweißwertigkeit und deren Bestimmungsmethoden näher einzugehen. Hierfür kann auf die neueren Zusammenstellungen von H. H. MITCHELL [25] und A. COLUMBUS [11] verwiesen werden. — Eine Übersicht der historischen Entwicklung dieses Gebietes gibt ZIMMERMANN [35]. — Besonders traten Unklarheiten über den Grad der Einwirkung einiger Determinanten auf den N-Umsatz hervor. Deshalb wurden im hiesigen Institut Untersuchungen über den Einfluß der Mineralstoffe und Vitamine auf den Eiweißhaushalt begonnen. Die parallel durchgeführten Versuche bezüglich der Mineralstoffe gelangten nach M. ZAUSCH [34] zu einem Abschluß. Es lag nahe, auch die Vitamine in diesem Zusammenhange zu überprüfen, da angenommen werden kann, daß diese Wirkstoffe oder akzessorischen Nährstoffe neben einem für normalen Stoffwechselablauf vorauszusetzenden Aminosäurenverhältnis und einem ternär gesicherten Energiehaushalt auf das N-Gleichgewicht oder die N-Neosynthese wesentlich einwirken. Eine quantitative Ermittlung derartiger Beziehungen erschien erforderlich, da bekanntlich die meisten Vitamine ein normales Wachstum erst ermöglichen oder beschleunigen (AMMON/DIRSCHEL [2] S. 685 Vitamin A; S. 777 Aneurin; S. 814 Lactoflavin; S. 827 Pyridoxin; PFALTZ [29] Vitamine der B-Gruppe; BOMSKOV [4] S. 116 Vitamin D).

Die nachfolgend wiedergegebenen Versuche erstreckten sich nicht in erster Linie auf die auftretenden Mangelsymptome durch Avitaminose, sondern es stand die Frage im Vordergrund, ob und wieweit die Wirkstoffe quantitativ mit der N-Bilanz in Beziehung stehen bzw. welche minimale Vitamingabe einen normalen Eiweißstoffwechsel noch gewährleistet. Es kam also darauf an, den wesentlich erscheinenden Wirkungsgrad der wichtigsten Vitamine bei verschieden hohen Gaben mit Hilfe der N-Bilanzmethode und hierbei ausreichender Vergleichsversuche zu ermitteln, wobei auf die einzelnen und verschiedenen endogenen, N-haltigen Abnutzungsprodukte nicht näher eingegangen werden konnte.

Die biologische Eiweißwertigkeitsbestimmung wurde nach der von COLUMBUS [12] für wachsende Albinoratten vorgeschlagenen N-Bilanz-Methodik, die eine Modifikation des Thomas/Mitchell-Systems darstellt, durchgeführt.

Die den im folgenden angeführten Ergebnissen zugrunde liegenden Einzelwerte der Versuchs- und Analysen-Protokolle sind als Anhang zu dieser Arbeit in einem Tabellenwerk zusammengestellt, das bei den Originalexemplaren der Arbeit im Institut für Tierernährung bei der Landwirtschaftlichen Fakultät Halle für Interessenten zur Einsichtnahme aufbewahrt wird. Dagegen konnte es wegen seines Umfanges nicht als Anhang zu dieser Arbeit mit abgedruckt werden. Die Numerierung jenes Tabellenanhanges entspricht derjenigen der hier im Texte folgenden Tabellen mit weiterer Aufgliederung.

## B. Experimentelle Untersuchungen und ihre Ergebnisse

### I. VITAMIN A

Von HEINEMANN [15] liegt eine Dissertation „Über den Einfluß von Vitamin A auf den endogenen N-Stoffwechsel von Ratten" vor. N-frei ernährte Ratten zeigten bei fehlender Zufuhr von Vitamin A eine erhöhte N-Ausscheidung im Harn und Kot gegenüber den Kontrolltieren. Die verstärkte endogene Harn-N-Ausscheidung wird mit der durch geringere Freßlust bewirkten Minderaufnahme an Futter in Zusammenhang gebracht, die höhere Kot-N-Ausscheidung auf den Vitamin-A-Mangel zurückgeführt.

Von diesen Befunden ausgehend lag es nahe, zunächst einmal den Einfluß verschieden hoher $\beta$-Carotingaben auf den Eiweißumsatz wachsender Albinoratten zu untersuchen. Dazu erschien es notwendig, die N-Bilanzen bei N-freier und N-haltiger Kost zu überprüfen.

Auf Grund der Aufgabenstellung galt es, die Reserven der Tiere an Vitamin-A durch entsprechende Mangelfütterung aufzubrauchen, um anschließend bei verschieden hohen $\beta$-Carotingaben die N-Bilanzversuche durchführen zu können. Als Kriterium des Vitamin-A-Mangels wurde Wachstumsstillstand, dem in einigen Fällen beginnende Xerophthalmie vorausging, angesehen. Da es in erster Linie auf die Einsparung der endogenen Eiweißverluste und anschließend auf den produktiven Wirkungsgrad von Vitamin A ankam, konnte es nicht angebracht sein, auf fortgeschrittene Mangelsymptome näher einzugehen. Deshalb folgten die einzelnen N-Bilanz-Perioden dem festgestellten Wachstumsstillstand so bald wie möglich.

#### *1. Versuchsdurchführung*

##### *a) Vitamin-A-Mangelfütterungsperiode*

Die Versuche begannen mit etwa 40 Albinoratten, deren Eltern Vollgeschwister waren. Für Untersuchungen nach einer zweiten Versuchsanordnung standen sieben männliche Ratten eines Wurfs zur Verfügung. Alle Tiere wurden mit einem Gewicht von 35—40 g abgesetzt und zunächst Vitamin-A-frei ernährt.

Von COLUMBUS [10] vorgeschlagene Glaskäfige ermöglichten in der Zeit der Mangelfütterung die Einzeltierhaltung und schränkten die Koprophagie, sowie das Futterverstreuen ein. Die Tiere wurden zweimal wöchentlich gewogen.

Nach etwa vier Wochen konnten Gewichtsstillstand und Beginn einer Xerophthalmie festgestellt werden. Aus jedem Wurf kam dann möglichst die gleiche Anzahl von Tieren in eine Versuchsgruppe.

Da für Vitamin-A-Versuche die Diät der Muttertiere von größter Bedeutung ist, erhielten die Zuchttiere von vornherein eine Diät nach LAQUER (s. BOMSKOV [4] S. 32):

| | | |
|---|---|---|
| Maismehl | 17,5 | Teile |
| Weizen (voll) | 37,5 | Teile |
| Vollmilch | 25,0 | Teile |
| Hafer (voll) | 7,5 | Teile |
| Brot | 12,5 | Teile |
| $CaCO_3$ | 0,075 | Teile |
| NaCl | 1,150 | Teile |

„Das Maismehl wird mit der Milch kurz aufgekocht und die übrigen Bestandteile einschließlich der Körner werden mit dem Brei zu einer leicht bröckelnden Masse geknetet. Außer dieser Kost erhalten die Tiere eine Zugabe von 2mal 4 g magerem, fettfreiem, gemahlenem Pferdefleisch pro Woche und abwechselnd damit 4mal je 2 g frisches Gemüse (Salat, Kohl) pro Tier und Woche."

Die Vitamin-A-Mangeldiät für die abgesetzten Versuchstiere hatte folgende Zusammensetzung:

| | |
|---|---|
| Casein | 18% |
| Stärke | 67% |
| Hefe | 10% |
| Salzgemisch | 4% |
| Kochsalz | 1% |

SHERMAN (zit. b. BOMSKOV [4] S. 37) hat diese Kostform vorgeschlagen. Die einzelnen Bestandteile dieser Mischung mußten entvitaminisiert werden. Es geschah auf folgende Weise:

1. Casein

Das Casein für die Vitamin-A-Versuche, sowie für die Untersuchungen über die anderen Vitamine wurde nach zwei Methoden gewonnen:

1a. Bereitung des vitaminfreien Caseins aus Magermilch:

Entrahmte Frischmilch wird mit Eisessig bis zur vollkommenen Ausflockung des Caseins versetzt, das Casein abfiltriert und in verdünnter Natronlauge wieder gelöst. Das Umfällen wird dreimal wiederholt. Die alkalische Lösung muß ein Haarsieb passieren und wird mit Eisessig abermals gefällt. Darauf folgt dreitägiges Wässern mit geringer Eisessigzugabe. Nach Abfiltrieren wird mit verdünntem Alkohol versetzt. Nun schließt sich ein Auswaschen mit konzentriertem Alkohol und ein Trocknen bei 100° C an. Das Trockengut wird gemahlen, mit Alkohol (3 Tage) und anschließend mit Äther im Soxhlet extrahiert. Kurzes Wässern entfernt den Äthergeruch. Ein hellgelbes Pulver entsteht nach abermaligem Trocknen und Mahlen (BOMSKOV [4] S. 21 u. 168).

1b. Bereitung des vitaminfreien Caseins aus käuflichem Casein:

Drei Kilogramm des käuflichen Caseins werden 14 Tage mit 30 Ltr. Wasser unter Zusatz von 30 ccm Eisessig, 5 ccm Toluol und 5 ccm Chloroform unter öfterem Wasserwechsel extrahiert (in den letzten drei Tagen mit destilliertem Wasser). Nach dem Trocknen und Mahlen wird mit Trichloräthylen sechs Stunden am Rückflußkühler gekocht, abgesaugt und 24 Stunden an der Luft getrocknet. Nach dreimal sechsstündiger Extraktion mit Alkohol am Rückflußkühler erfolgt in einem Emaillegefäß ein Zusatz von heißem destilliertem Wasser und ein sechsstündiges Erhitzen im Wasserbad (dreimal). Nach guter Spülung und Trocknung bleibt ein gelbbraunes Pulver zurück (s. SCHEUNERT/SCHIEBLICH [31] S. 1489, BOMSKOV [4] S. 168).

2. Stärke

Für die Vitamin-A-Versuche wurde mit Äther und Alkohol erschöpfend extrahierte, vorher aufgeschlossene Kartoffelstärke (Ruba-Quell) verwandt. Zur Fütterung gelangte bei den weiteren Untersuchungen entvitaminisierte Maisstärke.

500 g Maisstärke werden in einem Vierliter-Rundkolben mit einem Liter Alkohol versetzt und sechs Stunden am Rückfluß gekocht, heiß abgesaugt und noch dreimal in gleicher Weise behandelt. Hierauf wird die Maisstärke in destilliertem Wasser aufgeschwemmt und dekantiert, darauf mit dem Büchnertrichter abgesaugt, durch ein Sieb gedrückt und getrocknet. Nun wird mit Äther am Soxhlet extrahiert, nochmals gewässert und getrocknet (SCHEUNERT/SCHIEBLICH [31] S. 1490).

3. Hefe

Getrocknete, mit Äther extrahierte Brauereihefe fand für die Vitamin-A- und D-Versuche Verwendung. Die Hefezubereitung für die Aneurinmangelkost wird an entsprechender Stelle erwähnt.

4. Salzgemisch

Es wurde das von COLUMBUS [12] empfohlene, an MC COLLUM und DAVIS angelehnte Salzgemisch verwandt:

| | |
|---|---|
| Calziumlaktat | 10 g |
| Kaliumbikarbonat | 18 g |
| Dicalziumphosphat | 45 g |
| Mononatriumphosphat | 12 g |
| Magnesiumsulfat | 8 g |
| Kochsalz | 6 g |
| Eisenlaktat | 1 g |
| Mangansulfat | 1 g |

Die Tiere erhielten anfangs die frischbereitete, aufgeschlossene Diät-Kost feucht, später nach Vacuumtrocknung grießartig verabreicht.

*b) N-Bilanz-Versuche unter Zugabe verschieden hoher β-Carotinmengen*

Das *N-freie Grundfutter* für die sich nach der Mangelfütterung anschließenden N-Bilanz-Versuche setzte sich folgendermaßen zusammen:

| | |
|---|---|
| Stärke (extrahiert) | 78,74% |
| Zucker | 7,87% |
| Zellstoff | 3,94% |
| Mineralstoffgemisch | 3,15% |
| Palmin | 6,30% |

In Anlehnung an PFALTZ [29] wurden dem Futter folgende Vitaminanteile zugemischt:

| | |
|---|---|
| Aneurin (1 Nichtfettcal. = 1 γ) | 0,355 mg% |
| Lactoflavin | 0,8 mg% |
| Nicotinsäureamid | 10,0 mg% |
| Pyridoxin | 0,4 mg% |
| Pantothensaures Ca | 2,0 mg% |
| Ascorbinsäure | 18,0 mg% |

| | |
|---|---|
| Cholinchlorid | 60,0 mg% |
| Vitamin $D_2$ | 0,002 mg% |
| Tocopherol | 10,0 mg% |
| Vitamin K | 0,8 mg% |

Im folgenden werden für die Vitamin-A-Versuche eine *erste und eine zweite Versuchsanordnung* unterschieden. Die Tiere der ersten Versuchsanordnung bekamen zum Teil die ternäre Kost, zum Teil das Gesamtfutter während der Bilanzversuche ad libitum und die Vitamin-A-Gaben gesondert verabfolgt, während die Tiere der zweiten Versuchsanordnung das Futter entsprechend ihrem Körpergewicht abgestuft erhielten und die verschieden hohen β-Carotinmengen in verschieden hohen prozentischen Anteilen der Kost zugefügt wurden. Für die N-Bilanz-Versuche nach der ersten Versuchsanordung kamen die angeführten Vitaminzugaben in Anlehnung an PFALTZ aus technischen Gründen noch nicht zur Anwendung. Es konnten nur die fettlöslichen Vitamine ergänzt werden.

Zubereitung des N-freien Grundfutters

Die anfänglich verwandte aufgeschlossene Kartoffelstärke (Ruba-Quell) wurde mit den übrigen Zutaten gut vermischt und mit heißem destilliertem Wasser zu einem zähen Brei verknetet, daraufhin im Vacuumtrockenschrank getrocknet und gemahlen. Anders erfolgte die Futterbereitung mit Maisstärke. Nach Mischung von extrahiertem Maisan mit Zucker, Zellstoff und Mineralstoffen gelangte das besonders eingewogene Fett nebst fettlöslichen Vitaminen zum Hauptteil der N-freien Mischung. Das Ganze erhielt eine krümelige Beschaffenheit durch Beigabe von 20% Wasser und anschließendem, zweimaligem Passieren eines Siebes der Größe DAB 2. Hinzu kam das 1,5fache der Einwage an destilliertem Wasser mit den wasserlöslichen Vitaminen. Nun erfolgte im Autoklaven eine Erhitzung bis auf 130° C und eine Trocknung unter Vacuum bei 45—50° C. Nach dem Mahlen mußte das Futter ein 1 mm-Sieb passieren.

Die N-Bilanzen wurden mit dem oben beschriebenen, entvitaminisierten *Casein* ermittelt. Auch hier erfolgte eine entsprechende Vitaminzugabe.

*Versuche nach der ersten Versuchsanordnung*: Die Tiere erhielten jeden Tag mit einer 1 ccm-Meßpipette 0,2 ccm Palmin, in dem die jeweilige β-Carotinmenge gelöst war (s. LÜTTRINGHAUS [23])

Die Tiere der verschiedenen Gruppen bekamen folgende β-Carotinmengen bzw. Vitamin-A-Gaben:

| | |
|---|---|
| Gruppe 2 | 1,25 γ β-Carotin je Tag |
| Gruppe 3 | 2,50 γ β-Carotin je Tag |
| Gruppe 4 | 5,00 γ β-Carotin je Tag |
| Gruppe 5 | 10,00 γ β Carotin je Tag |
| Gruppe 6 | 10 000,00 I.E. Vitamin A je Tag |

Das β-Carotin stammte von der Fa. Merck, Darmstadt, (Waren-Nr.: 2229) die Vitamin-A-Lösung von der Fa. Gehe, Dresden.

*Versuche nach der zweiten Versuchsanordnung:* Im Gegensatz zu den erstgenannten Versuchen wurde das β-Carotin in verschieden hohen Anteilen dem Futter zugegeben. Die Futtermischungen der sieben Versuchsratten unterschieden sich nur in ihrem β-Carotingehalt:

| | |
|---|---|
| Ratte 1 | 0,05 mg % β-Carotin |
| Ratte 2 | 0,10 mg % β-Carotin |
| Ratte 3 | 0,20 mg % β-Carotin |
| Ratte 4 | 0,30 mg % β-Carotin |
| Ratte 5 | 0,40 mg % β-Carotin |
| Ratte 6 | 0,50 mg % β-Carotin |
| Ratte 7 | 0,60 mg % β-Carotin |

Dieses Verfahren gewährleistet die Berücksichtigung des verschieden hohen Bedarfes bei unterschiedlichem Gewicht, da sich mit steigendem Gewicht die Futtertrockensubstanzaufnahme erhöht.

Die *Versuche zur Bestimmung der N-Bilanzen* bei N-freier und N-haltiger Kost wurden nach dem von COLUMBUS [12] für wachsende Albinoratten angewandten THOMAS/MITCHELL-Verfahren durchgeführt. Es fanden *Stoffwechselkäfig-Batterien* mit „Glasröhrensystem mit schräger Neigung zum vertikalen Futterbehälterteil" ([12], S. 53/54) nach COLUMBUS [9, 12] Verwendung (s. Abb. 2). Sie gestatten einen reibungslosen Ablauf der Versuche und garantieren eine quantitative Trennung von Kot und Harn. Um die Umwelteinflüsse konstant zu halten, finden diese Batterien in *thermoregulierbaren Versuchskammern* Aufstellung (s. Abb. 1 und 2).

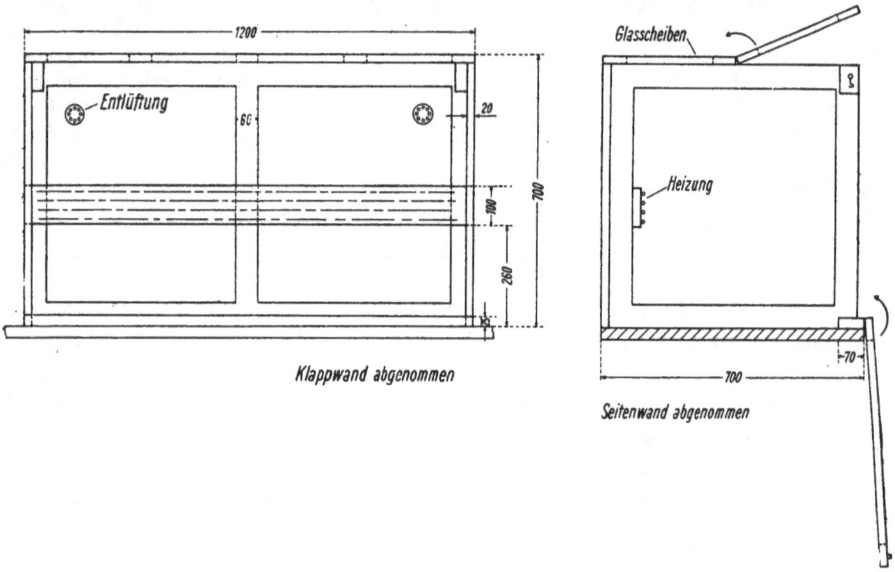


Abb. 1:
Schematische Skizze einer thermoregulierbaren Versuchskammer

Die vordere Hälfte des Deckels der Versuchskammer läßt sich nach hinten hochklappen und wird durch Ketten am vollständigen Zurückfallen gehindert. Die vordere Wand kann durch Öffnen zweier Haken leicht nach unten um ihre untere Kante gedreht werden und stört während der Versuchsarbeiten an der Batterie nicht. Die Wände der Kammer bestehen aus Sperrholz oder Preßpappe. Im Deckel befinden sich Glasscheiben. Die Beheizung geschieht durch

Glasheizrohre Cramat C 4 (120 Watt) der Fa. Oskar Heine Nachf. Dresden, die über ein Kontaktthermometer und Relais gesteuert werden. Es ist eine konstante Versuchstemperatur von 23° C gewährleistet.

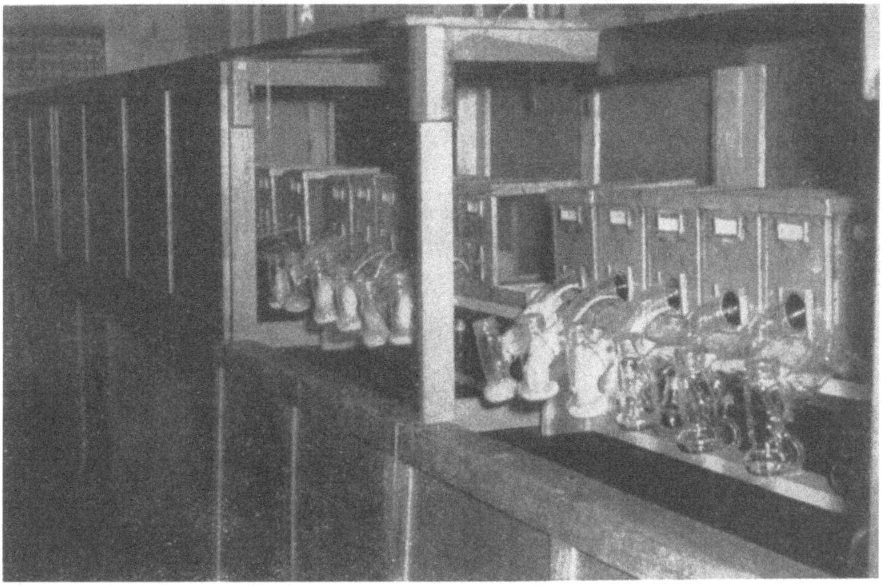

Abb. 2:
Stoffwechselkäfig-Batterien (nach COLUMBUS) in Versuchskammer

Die *Wägung der Tiere* wurde für die ersten Versuche nur am Anfang und am Ende einer Versuchsperiode vorgenommen, später erfolgte sie täglich um $8^{00}$ Uhr. Dazu stand eine Präzisionswaage oder empfindliche Citywaage zur Verfügung. Die Wägegenauigkeit betrug 0,5 g. Das *Kot- und Harnabnehmen* geschah täglich um $9^{00}$ Uhr. Der Kot wurde in kleinen Glasschälchen bei 65° C im Trockenschrank 48 Stunden getrocknet, danach mindestens die gleiche Zeit an der Luft stehen gelassen, genau gewogen, fein gemahlen und in gut verschlossenen Flaschen aufbewahrt. Die Einwage zur N-Analyse erfolgte möglichst am gleichen Tag.

Der Harn wurde durch ein feines Haarsieb gegossen, auf 200 ccm in einem Meßkolben mit destilliertem Wasser aufgefüllt und gut geschüttelt. Davon gelangten 20 ccm in eine braune Steilbrustflasche mit Schliffstopfen zur Aufbewahrung unter Toluol. Gleiche Teile des verdünnten Harnes der folgenden Tage kamen dazu.

Der Stickstoff im Kot und Harn wurde nach Kjeldahl bestimmt. Zur Destillation diente eine von ENGELKE [14] beschriebene und von uns weiterentwickelte Apparatur.

Die *Fütterung der Tiere* erfolgte um $11^{00}$ Uhr. Eine Einwage des Futters mit nachfolgender Bestimmung des Futterrestes hat sich nicht bewährt (1. Versuchsanordnung). Es galt, eine Möglichkeit zu finden, die eine restlose Aufnahme der Diät seitens der Tiere gewährleistete, gleichzeitig aber dem Wachstum der Ratten Rechnung trug. Zu diesem Zweck konnte eine *Abhängigkeit der Trockensubstanzaufnahme in g von dem Gewicht der Versuchstiere* festgestellt werden, die es ermöglichte, ein bestimmtes Vielfaches des täglich über die Wägung und eine Gleichung von COLUMBUS [12] errechenbaren Stickstofferhaltungsbedarfes an Eiweiß neben ausreichender ternärer Kost zu geben.

Der Bestimmung einer *Korrelation zwischen Futtertrockensubstanzaufnahme und Gewicht* der Tiere liegen Beobachtungen an 65 Einzelratten zugrunde, die folgende Futtermischung erhielten: 600 g Stärke, 60 g Zucker, 30 g Zellstoff, 48 g Palmin, 24 g Mineralstoffe und 190,5 g Casein.

Die Kost hatte eine durchschnittliche Trockensubstanz von 96%.

Die statistische Auswertung erfolgte über die Logarithmen der Gewichte und der gefundenen Futtertrockensubstanzaufnahmen nach KOLLER [17]. Die der Rechnung zugrunde liegenden Ergebnisse der Fütterung finden sich in der Tabelle 1.

Tabelle 1. *Ergebnisse der Trockensubstanzaufnahmeprüfung*

| Gewicht g | Tr.S.-A. g | Gewicht g | Tr.S.-A. g |
|---|---|---|---|
| 114,5 | 10,14 | 148,0 | 11,42 |
| 121,5 | 9,58 | 148,5 | 12,36 |
| 123,0 | 9,86 | 149,0 | 13,05 |
| 124,0 | 10,51 | 149,5 | 11,19 |
| 124,5 | 11,32 | 150,5 | 12,27 |
| 126,5 | 8,50 | 151,0 | 11,29 |
| 129,5 | 8,78 | 152,5 | 11,89 |
| 130,0 | 10,30 | 154,0 | 10,93 |
| 133,0 | 10,33 | 156,0 | 11,52 |
| 134,0 | 9,96 | 157,5 | 11,93 |
| 135,0 | 9,06 | 158,0 | 11,64 |
| 135,5 | 9,61 | 159,0 | 12,45 |
| 137,0 | 8,72 | 161,5 | 11,50 |
| 139,5 | 8,79 | 162,0 | 14,34 |
| 140,0 | 12,32 | 164,0 | 13,39 |
| 141,0 | 11,38 | 165,0 | 10,89 |
| 141,5 | 10,17 | 172,0 | 14,33 |
| 142,0 | 11,35 | 176,5 | 13,30 |
| 146,5 | 11,50 | 180,0 | 13,43 |
| 147,5 | 11,93 | 181,5 | 13,30 |

Zwischen der Trockensubstanzaufnahme und dem Körpergewicht wird folgender Zusammenhang angenommen:

$$\text{Trockensubstanzaufnahme in g} = k\,(\text{Körpergewicht in g})^{R} \qquad [1]^{*}$$

Diese Kurve ergibt logarithmiert eine Gerade:

$$y = \log k + xR \qquad [1a]$$

Darin bedeuten y die Logarithmen der Trockensubstanzaufnahme und x die Logarithmen vom Gewicht. Die statistische Berechnung ergab folgende Werte:

$\bar{x} = 2{,}16329$ $\bar{G} = 145{,}64$

$\bar{y} = 1{,}04769$ $\overline{\text{Tr.S.-A.}} = 11{,}16$

$R = 0{,}91665$

$r = 0{,}750$

$\log k = 0{,}06471-1$ $k = 0{,}11607$

*) Gleichungs- und Formelnummern sind im Text durch eckige Klammern gekennzeichnet (Zusammenstellung s. im 2. Teil der Arbeit).

Mittels des Regressionskoeffizienten R, der den Tangens des Anstiegswinkels $\alpha$ darstellt, läßt sich durch Einsetzen der Mittelwert $\bar{x}$ und $\bar{y}$ der Wert für log k bestimmen.

Der Korrelationskoeffizient gibt an, ob der hier geprüfte Zusammenhang zwischen Gewicht und Trockensubstanzaufnahme statistisch gesichert ist. Er wird mit feststehenden Tabellenwerten verglichen, die mit der Zahl der Freiheitsgrade variieren.

r (gefunden) = 0,750 r (erforderlich) = 0,462

Der Zusammenhang kann als gesichert gelten.

Die errechnete Gleichung lautet logarithmisch

$$y = (0{,}06471 - 1) + 0{,}91665x \qquad [1a]$$

und numerisch

$$\text{Trockensubstanzaufnahme in g} = 0{,}11607\ (\text{Körpergew. in g})^{0{,}91665} \qquad [1]$$

In den folgenden Versuchen hat es sich herausgestellt, daß die Ratten bei genügender Zufuhr des Vitamin-B-Komplexes mehr Trockensubstanz gleicher Futterzusammensetzung aufnehmen können. Aus diesem Grunde wurde die Gleichung so verändert, daß die zu errechnenden Trockensubstanzaufnahmen um 19% höher liegen.

$$y = (0{,}14025 - 1) + 0{,}91665x \qquad [2a]$$

$$\text{Tr. S.-A. in g} = 0{,}13812\ (\text{Körpergewicht in g})^{0{,}91665} \qquad [2]$$

Die Frage, ob eine Futtergabe in der durch die Funktion errechneten Höhe kalorisch ausreicht, findet ihre Beantwortung in dem Vergleich mit der bei ZIMMERMANN ([35], S. 95) vorgefundenen Beziehung zwischen dem Grundumsatz und dem Körpergewicht der Ratten nach BRODY [5]:

$$\text{Grundumsatz in Kal} = 70{,}5\ (\text{Körpergewicht in kg})^{0{,}7} \qquad [3]$$

Die Möglichkeit einer Gegenüberstellung wird durch Umrechnung der Grundumsatzwerte auf N-freies Futter in Gramm erreicht.

In nachfolgender Abb. 3 sind die Zusammenhänge graphisch dargestellt.

Es sind die streuenden Einzelwerte (siehe Tab. 1) eingetragen und miteinander verbunden. Die auf Grund dieser Werte errechnete Funktion [1] führt mitten durch sie hindurch. Die darüberliegende Kurve gibt die Gleichung [2] wieder. Der Grundumsatz [3], dargestellt in Gramm N-freien Futters, findet sich als unterste Linie. Es wird ersichtlich, daß die zugeführten Futtertrockensubstanzmengen den kalorischen Bedürfnissen der Tiere durchaus gerecht werden.

Ein Vergleich der hier dargestellten Verhältnisse soll unter Hinzuziehung der Kalorienwerte in der Tabelle 2 erfolgen.

In der Spalte 2 ist der Grundumsatzwert in Kalorien für steigendes Gewicht nach der Gleichung [3] aufgezeigt. Die Spalte 3 gibt den Grundumsatz in

Gramm N-freien Futters wieder, wie er sich in Abb. 3 findet. Als Berechnungsgrundlage dienten die von LEHNARTZ ([20], S. 352) angegebenen Werte (Nutzwerte). Die Spalten 4 und 5 bringen die errechneten und um 19% erhöhten Trockensubstanzaufnahmewerte. Spalte 6 hält den Stickstofferhaltungsbedarf (NEB) in mg N nach COLUMBUS [12] fest. In Spalte 7 ist die Menge Casein in g berechnet, die dem dreifachen NEB gerecht wird. Die Kaloriengabe durch das Casein zeigt die nächste Spalte auf.

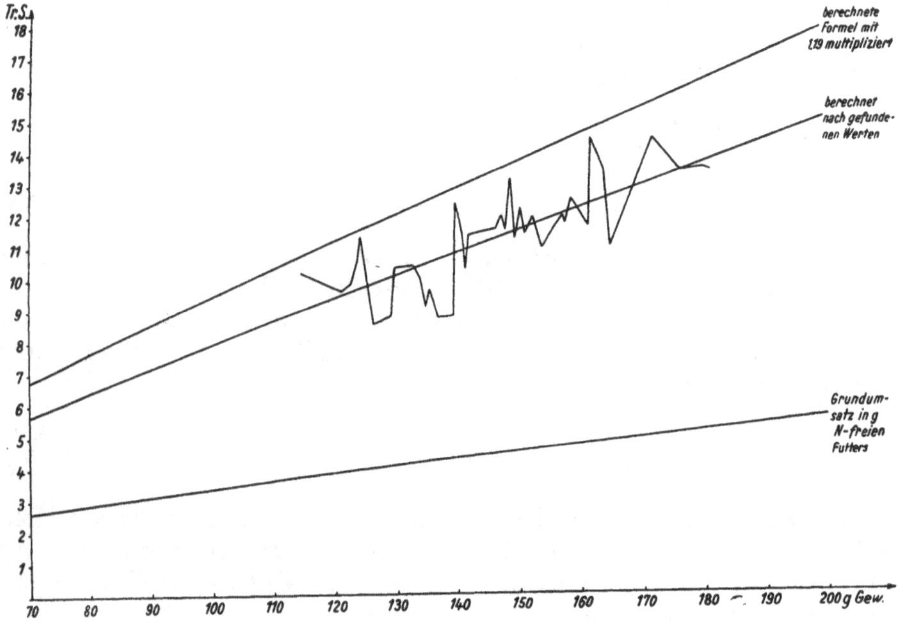


Abb. 3:

Beziehungen zwischen der Futtertrockensubstanzaufnahme und dem Körpergewicht der Albinoratten, sowie ein Vergleich mit den durch N-freies Futter in Gramm ausgedrückten Grundumsatzwerten

Aus der Differenz der erhöhten Trockensubstanzaufnahmewerte und den Caseinmengen ergibt sich, wieviel N-freies Futter zugegeben werden muß (Spalte 9). Die nächste Spalte zeigt den Kaloriengehalt des notwendigen N-freien Futters. Die letzten beiden Spalten geben das Verhältnis der im N-freien Futter enthaltenen Kalorien zu den Kalorien des Grundumsatzes, zum anderen das Verhältnis der Summe der im N-freien Futter und im Casein enthaltenen Kalorien zu den Kalorien des Gesamtumsatzes wieder.

Es wird deutlich, daß die Kalorien des N-freien Futters ein ständig größer werdendes Vielfaches der Kalorien des Grundumsatzes darstellen. Die Kalorien je 100 g Körpergewicht des Grundumsatzes sinken bei steigendem Gewicht schneller ab als die auf 100 g Körpergewicht bezogene Kaloriengabe des N-freien Futters. Die Verhältnisse des Gesamtkaloriengehaltes der jeweiligen

Tabelle 2. *Gegenüberstellung des Grundumsatzes und der Trockensubstanzaufnahmewerte in Kalorien bei einer dem dreifachen N-Erhaltungsbedarf entsprechenden Caseingabe*

| 1 | 2 | 3 | 4 | 5 | 6 | 7 | 8 | 9 | 10 | 11 | 12 |
|---|---|---|---|---|---|---|---|---|---|---|---|
| Gewicht | Grundumsatz n. Gleich. [3] | Grundumsatz-Kal. in g N-fr. Futt. enthalt. | Tr.S.-A. n. berchneter Formel | Tr.S.-A. n. erhöhter Formel | NEB | Casein m. 14,7% N f. 3 NEB | Caseingabe | N-fr. Futter (5—7) | N-fr. Futter | N-fr. Kal. / GU-Kal. | Ges.-Kal. / GU-Kal. |
| g | kcal | g | g | g | mg N | g | kcal | g | kcal | | |
| 50 | 8,659 | 2,09 | 4,20 | 4,99 | 29,02 | 0,59 | 2,419 | 4,40 | 18,231 | 2,11 | 2,38 |
| 60 | 9,838 | 2,37 | 4,95 | 5,89 | 32,80 | 0,67 | 2,747 | 5,22 | 21,628 | 2,20 | 2,47 |
| 70 | 10,959 | 2,64 | 5,70 | 6,78 | 36,37 | 0,74 | 3,034 | 6,04 | 25,026 | 2,28 | 2,56 |
| 80 | 12,032 | 2,90 | 6,44 | 7,66 | 39,78 | 0,81 | 3,321 | 6,85 | 28,382 | 2,36 | 2,63 |
| 90 | 13,066 | 3,15 | 7,18 | 8,54 | 43,04 | 0,88 | 3,608 | 7,66 | 31,738 | 2,43 | 2,71 |
| 100 | 14,066 | 3,39 | 7,91 | 9,41 | 46,19 | 0,94 | 3,854 | 8,47 | 35,094 | 2,49 | 2,77 |
| 110 | 15.037 | 3,63 | 8.63 | 10,27 | 49,24 | 1.00 | 4,100 | 9,27 | 38,408 | 2,55 | 2,83 |
| 120 | 15,981 | 3,86 | 9,35 | 11,13 | 52,19 | 1,07 | 4,387 | 10,06 | 41,682 | 2,61 | 2,88 |
| 130 | 16,902 | 4,08 | 10,06 | 11.97 | 55,07 | 1,12 | 4,592 | 10,85 | 44,955 | 2,66 | 2,93 |
| 140 | 17,802 | 4 30 | 10,76 | 12,80 | 57,87 | 1.18 | 4,838 | 11,62 | 48,145 | 2,70 | 2,98 |
| 150 | 18 683 | 4.51 | 11,47 | 13,65 | 60,61 | 1,24 | 5,084 | 12,41 | 51,418 | 2,75 | 3,02 |
| 160 | 19,546 | 4,72 | 12,17 | 14,48 | 63,28 | 1,29 | 5,289 | 13,19 | 54,650 | 2,80 | 3,07 |
| 170 | 20,394 | 4,92 | 12,86 | 15,30 | 65,91 | 1,35 | 5.535 | 13,95 | 57,799 | 2,83 | 3,11 |
| 180 | 21,226 | 5,12 | 13,55 | 16,12 | 68,49 | 1,40 | 5,740 | 14,72 | 60.989 | 2,87 | 3,14 |
| 190 | 22,045 | 5,32 | 14,24 | 16.95 | 71,01 | 1,45 | 5,945 | 15,50 | 64,221 | 2,91 | 3,18 |
| 200 | 22,851 | 5,52 | 14,93 | 17,77 | 73,49 | 1,50 | 6,150 | 16,27 | 67,411 | 2,95 | 3,22 |

Gaben zu den Kalorien des Grundumsatzes sind fast die gleichen, da sich der Abfall der Caseingabe in ganz ähnlicher Weise vollzieht wie der des Grundumsatzes. Die Kalorien des Caseins zu denen des Grundumsatzes verhalten sich bei 50 g wie 1 : 3,58 und bei 200 g wie 1 : 3,72. Daraus ergibt sich, daß das Eiweißverhältnis im Gesamtfutter ein immer weiteres wird. Bei 50 g schweren Tieren kommen auf 1 g Protein 7,64 g N-freies Futter, bei 200 g auf 1 g Protein 10,85 g N-freies Futter. Der prozentuale Eiweißanteil im Gesamtfutter beläuft sich bei 500 g schweren Ratten auf 11,82% und bei 200 g schweren auf 8,44%.

Die für N-Bilanz-Versuche anzustrebende Konstanz des NG : NEB-Verhältnisses muß mit einer Änderung des prozentischen N-Gehaltes erkauft werden.

## 2. *Ergebnisse und Diskussion der Versuche nach der ersten Versuchsanordnung*

Die Ergebnisse mit den sechs Versuchsgruppen der ersten Versuchsanordnung sollen im folgenden gebracht werden. Es wurden je ein N-freier Versuch, ein Versuch zur Bestimmung der biologischen Eiweißwertigkeit von Casein und ein N-Bilanz-Versuch mit dem Eiweiß der Vitamin-A-Mangelkost, das sich teils aus Casein und teils aus Hefeeiweiß zusammensetzte, durchgeführt.

### *a) N-Bilanz--Versuche mit N-freier Kost bei verschieden hoher Vitamin-A-Versorgung der Tiere*

Die statistische Auswertung der Einzelergebnisse erfolgte über die Gleichungen für den *Stickstofferhaltungsbedarf (NEB)*, für den *endogenen Harnstickstoff (EHN)* und für den *Darmverluststickstoff (DVN)* nach COLUMBUS [12]:

$$\text{NEB} = 2{,}112 \text{ Gewicht}^{0{,}67} \quad [4]$$

$$\text{EHN} = 1{,}438 \text{ Gewicht}^{0{,}601} \quad [5]$$

$$\text{DVN} = 0{,}710 \text{ Gewicht}^{0{,}756} \quad [6]$$

Die Werte, die sich auf Grund dieser Funktionen ergaben, wurden jeweils gleich 100 gesetzt und die beobachteten Werte darauf bezogen. Dadurch war die Vergleichbarkeit der Ergebnisse gegeben, weil die Abhängigkeit vom Körpergewicht der Tiere entfiel. Zur statistischen Prüfung fand der t-Test Anwendung (MUDRA [27] S. 66).

Die ausgewerteten N-Grundumsatzwerte stellen die Durchschnitte einer zweitägigen Hauptperiode, die auf eine dreitägige Vorperiode folgte, dar.

Die Zusammenstellung der Ergebnisse und ihre bildliche Darstellung erfolgt in der Tabelle 3 und der Abbildung 4.

Auf Grund des oben beschriebenen Vergleichsverfahrens handelt es sich bei den Endwerten um Relativzahlen, die in ihrem Zusammenhang mit der Höhe der Vitamingabe (Abszisse) eine bildliche Darstellung in Abb. 4 erfahren. Bis zu 10 $\gamma$ $\beta$-Carotin geschieht die Eintragung der Vitaminmengen maßstabgerecht. Für die hohe Vitamin-A-Gabe (10 000 I. E.) ist dies nicht mehr möglich. Die Kurven sind deshalb ab 10 γ nur gestrichelt weitergeführt.

Eine klare, einheitliche Tendenz der drei Größen NEB, EHN und DVN in Abhängigkeit von der Vitamingabe ergibt sich nach der Darstellung erst von 5 γ β-Carotin (Gruppe 4) je Tier und Tag. Vorher sind Schwankungen zu verzeichnen, die im EHN und DVN gegensätzlich verlaufen und so den

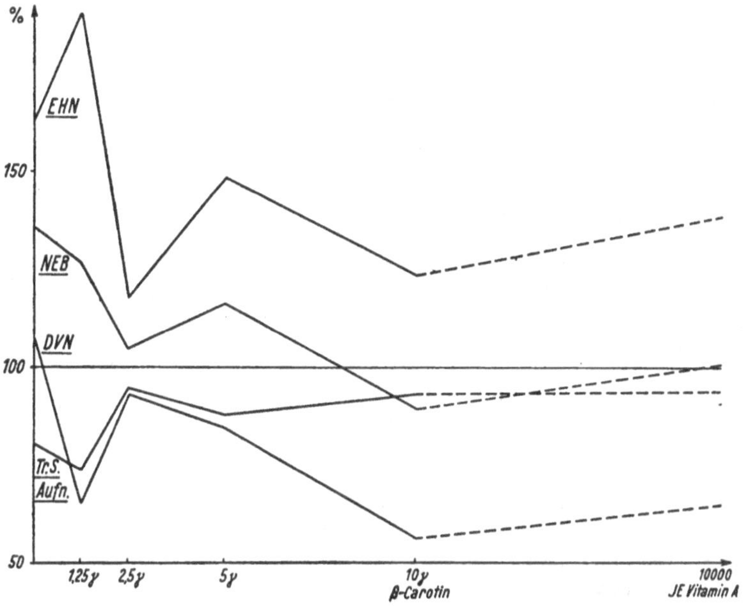


Abb. 4:
Zusammenhang zwischen den Relativzahlen des beobachteten N-Grundumsatzes und der Höhe der Vitamin-A-gaben

NEB wenig beeinflussen. Es entsteht der Eindruck, der Körper könne den Stickstoff bei N-freier Ernährung in Harn und Kot variabel ausscheiden. Es ist interessant, daß die gefundenen DVN-Werte trotz genügender Trockensubstanzaufnahme niedriger liegen als die Formelwerte, während die EHN-Werte durchweg höher liegen. Im NEB kompensieren sich diese Gegensätzlichkeiten. Diese Abweichung vom Normalen auch bei guter Vitaminversorgung erscheint nicht verwunderlich, wenn man bedenkt, daß die vorausgegangene Vitamin-A-Mangelperiode nicht ohne nachhaltigen Einfluß auf den Organismus geblieben sein wird. Ein eindeutiger Zusammenhang zwischen der Futtertrockensubstanzaufnahme und dem DVN kann nicht festgestellt werden, wenn auch bei den Gruppen zwei bis vier ein solcher vorzuliegen scheint. Es macht im Gegenteil den Eindruck, als sei der EHN in stärkerem Maße von der Trockensubstanzaufnahme abhängig.

Tabelle 3. *Zusammenstellung der durchschnittlichen N-Grundumsatzwerte in Relativzahlen bei verschieden hoher Vitamin-A-Versorgung der Tiere mit den zugehörigen P-Werten*

| Gruppe | Vitamingabe* | NEB | | EHN | | DVN | | Tr.S.-A. | |
|---|---|---|---|---|---|---|---|---|---|
| Formelwerte | — | 100,00 | | 100,00 | | 100,00 | | 100,00 | |
| 1 | 0,0 γ | 135,52 | 0,2 | 163,13 | 2,1 | 109,54 | 41,9 | 80,47 | 11,6 |
| 2 | 1,25 γ | 126,22 | 3,2 | 190,57 | < 0,1 | 65,15 | < 0,1 | 73,62 | 2,8 |
| 3 | 2,5 γ | 104,82 | 39,2 | 117,85 | 7,0 | 93,05 | 14,0 | 94,49 | 21,1 |
| 4 | 5,0 γ | 116,01 | < 0,1 | 148,44 | < 0,1 | 84,76 | 1,4 | 88,13 | 2,4 |
| 5 | 10,0 γ | 89,42 | 7,0 | 123,54 | 4,8 | 56,60 | < 0,1 | 93,22 | 46,0 |
| 6 | 10 000 I.E. | 100,44 | 92,0 | 138,65 | 0,8 | 65,06 | 0,2 | 93,94 | 27,7 |

*) Bei den Gamma-Angaben handelt es sich um β-Carotin; die I.E. wurden als Vitamin A gegeben.

Die *P-Werte*, die sich in Tabelle 3 hinter dem jeweiligen Gruppenmittel finden, zeigen, daß es sich hauptsächlich um mehr oder weniger gut gesicherte Ergebnisse handelt. Allgemein lassen sich auf Grund der P-Werte folgende drei „Sicherungsklassen" bei einer Grenzwahrscheinlichkeit von P = 5% aufstellen (MUDRA [27], S. 67):

P = unter 0,1 % Differenz sehr gut gesichert
P = 0,1 bis 1,0% Differenz gut gesichert
P = 1,0 bis 5,0% Differenz gesichert

Es kann ein Zusammenhang der gefundenen N-Grundumsatzwerte mit der zugegebenen β-Carotinmenge als gesichert angenommen werden. Der NEB wird in diesen Untersuchungen ab 2,5 γ β-Carotin je Tier und Tag nahezu normal, wenn auch die Gruppe 4 mit der Gabe von 5 γ β-Carotin aus dem Rahmen fällt.

*b) N-Bilanzversuche zur Bestimmung der biologischen Eiweißwertigkeit von Casein (3 bis 3,5 facher NEB) bei verschieden hoher Vitamin-A-Versorgung der Tiere*

Die Versuchsdaten der einzelnen Gruppen finden sich in Tabelle 4. Alle Werte sind je Tag ausgedrückt und stellen Durchschnittswerte der sechstägigen Hauptperioden dar. Die *biologische Eiweißwertigkeit* wurde nach folgender Formel berechnet:

$$BW\,\% = \frac{\text{NEB} + \text{N}\cdot\text{Bilanz}}{\text{N-Aufnahme} - (\text{Kot-N}) + \text{DVN}}\,100 \qquad [7]$$

Den Werten für den Stickstofferhaltungsbedarf (NEB) und den Darmverluststickstoff (DVN) liegen die bereits zitierten Gleichungen [4] und [6] nach COLUMBUS [12] zugrunde. Zum anderen wurde die biologische Wertigkeit mit den im Vorversuch gefundenen Stickstofferhaltungsbedarfswerten (NEB') und Darmverluststickstoffwerten (DVN') errechnet und mit BW' bezeichnet. Die N-Grundumsatzwerte NEB' und DVN' ergaben sich durch eine prozentuale Erhöhung oder Verminderung der Gleichungswerte um die Differenz zwischen den durchschnittlichen, gefundenen N-Grundumsatzwerten der Gruppen in

Relativzahlen (Tab. 3) und 100. So wurden zum Beispiel die NEB-Einzelwerte der Gruppe 1 von 39,28; 46,97 mg N usw. um 35,52% (Tab. 3) zu 53,23; 63,65 mg N usw. erhöht und NEB' genannt. Ebenso ergeben sich auch für die „wahre Verdaulichkeit" (w. VQ) und den „physiologischen Nutzwert" (PNu%) — nach LINTZEL/RECHENBERGER [22] „wahrer Verdaulichkeitsquotient" multipliziert mit dem BW%-Wert — zwei verschiedene Resultate. Die beobachteten Trockensubstanzaufnahmen, geteilt durch die nach der Gleichung [2] errechneten, ergeben mit 100 multipliziert vergleichbare Relativzahlen.

Eine Zusammenstellung der Durchschnittsergebnisse und ihre bildliche Darstellung bringen die Tabelle 4 und die Abbildung 5.

Tabelle 4. *Zusammenstellung der Durchschnittsergebnisse der N-Bilanzversuche mit Casein (3—3,5facher NEB) bei verschieden hoher Vitamin-A-Versorgung der Tiere*

| Gruppe | Vitamin-gabe* | BW % | BW' % | NG/NEB | NG/NEB' | scheinb. VQ % | wahrer VQ % | wahrer VQ' % | PNu % | PNu' % | Tr.S.-A. % |
|---|---|---|---|---|---|---|---|---|---|---|---|
| 1 | 0,00 γ | 20,40 | 41,44 | 1,74 | 1,28 | 69,41 | 97,47 | 99,30 | 19,87 | 41,21 | 77,71 |
| 2 | 1,25 γ | 33,66 | 42,05 | 3,37 | 2,67 | 89,52 | 100,00 | 98,69 | 33,66 | 41,45 | 76,71 |
| 3 | 2,50 γ | 39,73 | 41,30 | 3,45 | 3,29 | 85,97 | 99,95 | 99,52 | 39,71 | 41,11 | 76,67 |
| 4 | 5,00 γ | 49,91 | 55,24 | 3,10 | 2,68 | 86,84 | 100,00 | 99,72 | 49,91 | 55,07 | 65,00 |
| 5 | 10,00 γ | 49,03 | 48,31 | 3,51 | 3,93 | 86,89 | 99,86 | 95,12 | 48,97 | 45,96 | 78,87 |
| 6 | 10000 I.E. | 45 72 | 47,42 | 3,35 | 3,34 | 86,49 | 100,00 | 96,46 | 45,72 | 45,86 | 59,10 |

*) Bei den Gamma-Angaben handelt es sich um β-Carotingaben; die IE wurden als Vitamin A gegeben.

Ein Vergleich der Kot-N-Werte mit den DVN-Gleichungswerten, die der Tabelle 4 zugrundeliegen, ergab, daß häufig die Kot-N-Ausscheidungen während des N-Bilanz-Versuches mit Casein niedriger lagen als die DVN-Werte. Das Bild ändert sich auch nicht, wenn die DVN'-Werte, die durch entsprechende Multiplikation des DVN für die einzelnen Gewichte mit der durchschnittlichen DVN-Gruppenabweichung in Relativzahlen des N-Bilanzversuches bei N-freier Kost ermittelt wurden, zum Vergleich herangezogen werden. Bei schematischem Vorgehen ergäben sich daraus wahre Verdaulichkeitsquotienten, die über 100 lägen. Es wurde in diesen Fällen stets eine „wahre Verdaulichkeit" von 100% angenommen und in die BW-Formel, deren Nenner den „wahrverdauten N" enthält, auch der entsprechende Wert, d. h. der aufgenommene N eingesetzt. Der BW%-Wert ist demnach mit einer Unsicherheit der Bestimmung der wahren Verdaulichkeit bzw. des DVN behaftet.

Eine Multiplikation des DVN-Wertes mit dem „wahren Verdaulichkeitsquotienten" ergibt den „physiologischen Nutzwert" nach LINTZEL/RECHENBERGER [22]. Wird die Berechnung formelmäßig vorgenommen, so kürzt sich der von der genannten Unsicherheit behaftete „wahrverdaute N" heraus und es resultiert daraus ebenfalls der physiologische Nutzwert, den ZIMMERMANN ([35] S. 122) als „N-Nettowert" bezeichnet. In den vorliegenden Untersuchungen wurde auf Grund des N-Erhaltungsbedarfes nach COLUMBUS [12] der *physiologische Nutzwert* nach folgender Formel berechnet:

$$\text{Physiol. Nutzwert (PNu) \%} = \frac{\text{NEB} + \text{N-Bilanz}}{\text{N-Aufnahme}} \, 100 \qquad [8]$$

Er unterscheidet sich von der biologischen Eiweißwertigkeit nach THOMAS/MITCHELL in der Verschiedenartigkeit der Bezugsgröße. Es wird bei anderer Gelegenheit näher darauf eingegangen werden.

Der PNu%-Wert ist in den Tabellen mit angeführt, doch wird bei der Diskussion hauptsächlich auf den BW%-Wert eingegangen. Eine vollständige Eliminierung des DVN ist im PNu%-Wert auch nicht gegeben, da er noch im Stickstofferhaltungsbedarf (NEB) enthalten ist. Andererseits findet sich eine neuere Veröffentlichung von H. H. MITCHELL und M. H. BERT [26] über den Stoffwechselkot-N, in der die wissenschaftliche Gültigkeit des bei N-freier Ernährung bestimmten DVN durch N-Bilanz-Versuche mit verschieden hohen N-%-Gehalten der Kost bewiesen wird.

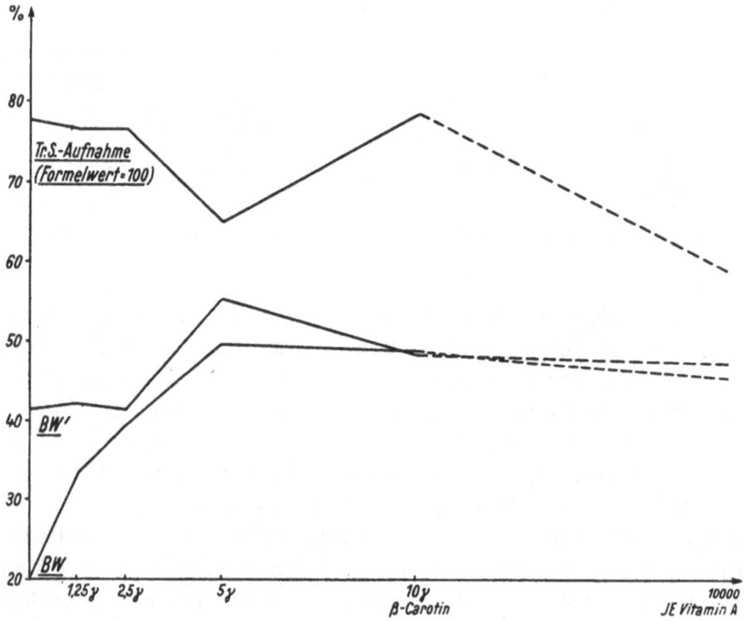


Abb. 5:
Zusammenhänge zwischen den beobachteten BW%- und BW'%-Werten für Casein (3,5facher NEB) sowie den Futtertrockensubstanzaufnahmen und der Höhe der Vitamin-A-Gaben

Bei der Betrachtung der zusammenfassenden Tabelle 4 und ihrer bildlichen Darstellung (Abb. 5) fällt eine große Abhängigkeit der biologischen Eiweißwertigkeit von der Höhe der β-Carotingabe auf. Die Prozentzahlen, die über den Grad der Trockensubstanzaufnahme Auskunft geben, lassen erkennen, daß die schlechte Eiweißverwertung bei geringer Vitamin-A-Gabe in keinem Falle von einer etwaigen schlechteren Futteraufnahme hervorgerufen ist. Nur der BW%-Wert der Gruppe 4 (Gabe: 5 γ β-Carotin) wäre sicher höher erschienen, wenn ein weniger starkes Absinken der Futteraufnahme stattgefunden hätte. Eine Einsicht in die Spalte NG : NEB (Tab. 4) zeigt, daß die Ergebnisse (mit Ausnahme der Gruppe 1) in dieser Weise verglichen werden dürfen, da das Verhältnis NG : NEB nur wenig zwischen den Gruppen schwankt. Geht man von der Annahme aus, die BW%-Werte seien in ihrer Höhe abhängig von der Höhe der N-Gabe (COLUMBUS [8]), so wäre bei dem kleineren Verhältniswert der Gruppe 1 bei normalen Tieren eine höhere BW zu erwarten. Die schlechte Verwertung kann dem Vitamin-A-Mangel zur Last gelegt werden, wie es ebenfalls in der scheinbaren bzw. wahren Verdaulichkeit zum Ausdruck kommt. Daß der Einfluß des Vitamin A auf die biologische Wertigkeit des Eiweißes nicht nur durch Beeinflussung der Resorption wirkt, wird deutlich, wenn man die ausgeglichenen Verdauungsquotienten der Gruppen 3—6 betrachtet und feststellt, daß die an sich sehr hohe „scheinbare Verdaulichkeit" der Gruppe 2 deren BW%-Wert auch nicht zu heben vermag.

Die Ergebnisse zeigen, daß bei dieser Versuchsanlage mit einem normalen Ablauf der Eiweißstoffwechselvorgänge durch eine $\beta$-Carotingabe von mehr als 5 $\gamma$ gerechnet werden kann (= 8 IE). Eine Gabe von täglich 10 000 IE Vitamin A wirkte sich nicht toxisch aus.

Die eben geschilderten Zusammenhänge zwischen der gefundenen biologischen Eiweißwertigkeit und der Höhe der Vitamin-A-Gabe können fast vollständig verschwinden, wenn statt des NEB und DVN nach COLUMBUS die im vorausgelaufenen N-freien Versuch bestimmten N-Auscheidungen, deren Abhängigkeit nur durch Vergleich mit den Gleichungswerten zu erhalten war, zur Errechnung der biologischen Eiweißwertigkeit Verwendung finden (s. Tab. 3). Es ergeben sich für die BW'%-Werte in den Gruppen 1 bis 3 keine Unterschiede mehr. Der Wert der Gruppe 4 erhöht sich, da die Tiere im Durchschnitt während des N-freien Versuches eine aus dem Rahmen fallend hohe N-Ausscheidung zeigten.

Die BW'%-Werte wurden aus folgenden Gründen zum Vergleich herangezogen. Einmal lag die Vermutung vor, das Vitamin A wirke besonders auf die Regulierung des endogenen N-Haushaltes ein. Als Bestätigung könnte der Ausgleich der BW-Unterschiede in den Gruppen 1—3 angesehen werden, wenn mit den beobachteten N-Grundumsatzwerten gerechnet wird. Zum anderen ging es darum zu zeigen, daß die Bestimmung der biologischen Eiweißwertigkeit unter Zuhilfenahme der N-Grundumsatzwerte nach COLUMBUS nur dann möglich ist, wenn die Tiere ausreichend mit Vitamin A versorgt sind. Die N-Bilanzversuchsergebnisse bei N-freier Kost mit den Vitaminen der B-Gruppe ergeben ein anderes Bild. Die Erhöhung des EHN und NEB scheint bei Aneurin (Tab. 13) stärker von einer geringeren Futteraufnahme abhängig zu sein, während für Lactoflavin (Tab. 17), Nicotinsäureamid (Tab. 19) und Pyridoxin (Tab. 27, 28) bei dem angewandten Versuchsverfahren kein greifbarer Einfluß festgestellt werden konnte. BW'%-Werte wurden deshalb nur bei den Vitamin-A-Versuchen errechnet. Das häufige, gleichbleibende Unterbieten der Gleichungswerte bei den Vitamin-B-Versuchen gab keinen Anlaß hierzu, da dadurch die BW'%-Werte gleichmäßig um einen geringen Betrag abgesunken wären, ohne daß sich an der Tendenz des Zusammenhanges zwischen Vitamingabe und gefundener biologischer Eiweißwertigkeit etwas wesentlich geändert hätte.

Die Versuche betrafen BW%-Wertunterschiede durch verschiedene Vitamin-A-Dosierung bei einer N-Gabe, die dem 3 bis 3,5fachen des N-Erhaltungsbedarfes entsprach. Die Ergebnisse gleicher Untersuchungen bei einem höheren Vielfachen des N-Erhaltungsbedarfes werden anschließend besprochen.

*c) N-Bilanzversuche zur Bestimmung der biologischen Eiweißwertigkeit von Casein/Hefeeiweiß (ca. 8facher NEB) bei verschieden hoher Vitamin-A-Versorgung der Tiere*

Eine Zusammenstellung der Versuchsresultate und ihre bildliche Wiedergabe bringen die Tabelle 5 und die Abbildung 6. Alle Werte sind die je Tag ausgedrückten Durchschnittsergebnisse einer sechstägigen Hauptperiode.

Tabelle 5. *Zusammenstellung der Durchschnittsergebnisse der N-Bilanzversuche mit Casein/Hefeeiweiß (ca. 8facher NEB) bei verschieden hoher Vitamin-A-Versorgung der Tiere*

| Gruppe | Vitamingabe* | BW % | BW' % | NG/NEB | NG/NEB' | scheinb. VQ % | wahrer VQ % | wahrer VQ' % | PNu % | PNu' % | Tr.S.-A. % |
|---|---|---|---|---|---|---|---|---|---|---|---|
| 1 | 0,00 γ | Tiere verend. | | | | | | | | | |
| 2 | 1,25 γ | 26,66 | 32,38 | 5,91 | 4,68 | 86,78 | 95,52 | 92,47 | 25,46 | 29,94 | 72,94 |
| 3 | 2,50 γ | 32,45 | 33,32 | 7,38 | 7,04 | 88,03 | 95,16 | 94,66 | 30,83 | 31,50 | 88,67 |
| 4 | 5,00 γ | 37,40 | 39,77 | 8,60 | 7,42 | 88,18 | 94,21 | 93,29 | 35,23 | 37,09 | 101,81 |
| 5 | 10,00 γ | 35,40 | 35,07 | 8,55 | 9,62 | 88,00 | 94,04 | 91,41 | 33,30 | 32,06 | 101,45 |
| 6 | 10000 I.E. | 34,73 | 35,66 | 7,85 | 7,81 | 88,85 | 95,54 | 93,20 | 33,17 | 33,23 | 90,07 |

*) Bei den Gamma-Angaben handelt es sich um β-Carotingaben; die IE wurden als Vitamin A gegeben.

Die Ergebnisse zeigen die gleiche Tendenz wie die der N-Bilanzversuche mit 3,5fachen NEB Casein. Die Versuchsgruppe 1 war ausgefallen, da die Tiere im Versuch an akuten Vitamin-A-Mangelerscheinungen eingingen. Die Unterschiede der gefundenen Wertigkeiten treten hier nicht so stark hervor. Bei der höheren Eiweißgabe war ein entsprechender Ausgleich zu erwarten. Ein Zusammenhang zwischen den beobachteten BW%-Werten und den Futtertrockensubstanzaufnahmen scheint in den vorliegenden Versuchen zu bestehen. Es können aber die besseren Resultate nicht unbedingt mit den höheren Kaloriengaben erklärt werden, da den Tieren mit der besseren Versuchsfutteraufnahme gleichzeitig eine größere N-Menge zugeführt wurde; denn es handelte sich um eine homogene Kost (Vitamin-A-Mangeldiät s. S. 73), die einen bestimmten Roh-N-Gehalt aufwies. Durch die höhere Futtergabe wird zwar kalorisch eine Verbesserung stattfinden, doch wird ein Einfluß auf die biologische Eiweißwertigkeit durch die damit verbundene Steigerung der N-Gabe als kompensiert betrachtet werden können, da mit wachsender Verhältniszahl von NG : NEB der BW%-Wert sinkt. Die gefundene biologische Wertigkeit wird demnach in erster Linie von der Vitamin-A-Versorgung abhängig sein. Die relativ niedrigen BW%-Werte für die Mischung von Casein und Hefeeiweiß lassen eine Wirkung der hohen N-Gabe vermuten.

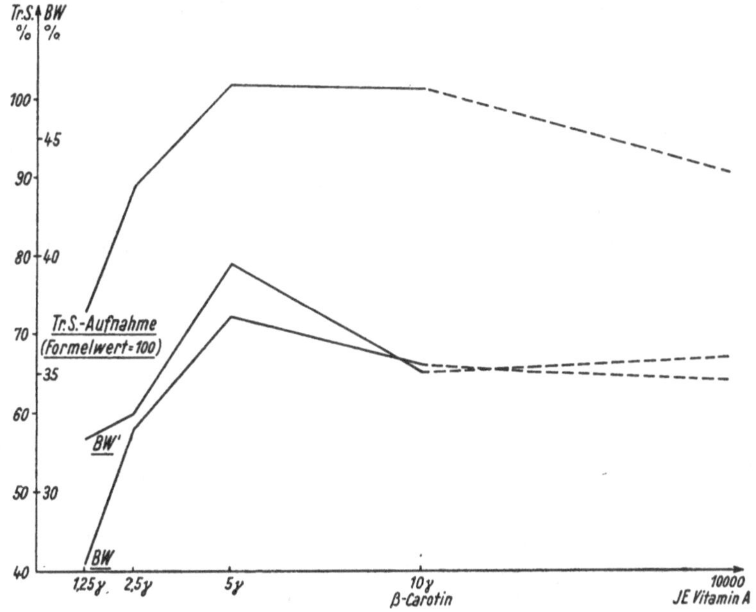


Abb. 6:
Zusammenhänge zwischen den beobachteten BW%- und BW'%-Werten für Casein/Hefeeiweiß (ca. 8 facher NEB) sowie den Futtertrockensubstanzaufnahmen und der Höhe der Vitamin-A-Gabe

Die Untersuchungen bestätigen die Ergebnisse des vorstehenden Versuches (s. Abb. 5). Die Verdaulichkeiten waren von der Höhe der β-Carotingabe nicht beeinflußt.

Die Werte für BW' usw., die sich auf Grund der N-freien Vorversuche errechnen lassen, gestatten die gleichen Schlußfolgerungen wie vorn *), da sich die Werte für BW'% zwischen den Gruppen ausgleichen.

## 3. *Zusammenfassung der Ergebnisse*

Mit sechs Gruppen von durchschnittlich sechs Tieren wurden nach vorheriger Vitamin-A-Mangelernährung je ein N-Bilanzversuch bei N-freier Ernährung, mit Casein (3—3,5facher NEB) und mit Casein/Hefeeiweiß (ca. 8facher NEB) unter Zugabe von Vitamin A in Form von β-Carotin (von MERCK) bzw. für die sechste Gruppe Vitamin-A-Lösung (von GEHE) in verschieden hohen Gaben durchgeführt. Es ergab sich in allen drei Versuchsabschnitten, daß mit einem normalen Ablauf des Eiweißumsatzes bei einer Gabe von über 5 γ β-Carotin gleich 8 IE Vitamin A gerechnet werden kann und eine Gabe von 10 000 IE Vitamin A kein nennenswertes Absinken der Ei-

*) Siehe S. 87.

weißverwertung zur Folge hat. Die Verdaulichkeitsquotienten des Eiweißes wurden wenig beeinflußt.

### 4. *Ergebnisse und Diskussion des Versuches nach der zweiten Versuchsanordnung*

*N-Bilanz-Versuch zur Bestimmung der biologischen Eiweißwertigkeit von Casein (3facher NEB) bei wechselnden β-Carotingehalten der Kost*

Der Versuch wurde nach der zweiten Versuchsanordnung durchgeführt. Er unterscheidet sich von den schon besprochenen in folgenden Hauptpunkten: 1. Die Vitaminzufuhr ist an das Futter gebunden. 2. Die Futter- und N-Gabe richtet sich nach dem täglich festgestellten Gewicht. 3. Jedes der sieben Versuchstiere erhielt eine andere Vitamindosierung. 4. Die β-Carotingaben gingen über die 10 γ der ersten Versuchsanordnung, umgerechnet auf prozentualen Futteranteil, hinaus.

Die Zusammenstellung der Versuchsdaten des N-Bilanzversuches liegt in Tabelle 6 vor. Die Gewichtsentwicklung der sieben Versuchsratten kann auf Grund der Abbildung 8 verfolgt werden. Eine graphische Darstellung der Zusammenhänge zwischen der Vitaminversorgung und den beobachteten BW%-Werten bringt Abbildung 7.

Die Tiere 1 und 2 mit ihren β-Carotingehalten der Kost von 0,05 und 0,1 mg% β-Carotin entsprechen den Gruppen 4 und 5 der ersten Versuchsanordnung, bei denen unabhängig vom Gewicht 5,0 und 10,0 γ β-Carotin in öliger Lösung täglich gegeben wurden. Diese Mengen hätten im vorliegenden Versuch Tiere im Gewicht von 107,0 g erhalten. Der Versuch setzt demnach mit der Dosierung der Gruppe 4 des voraufgegangenen Versuches ein, die am besten abgeschnitten hatte.

Tabelle 6. *Zusammenstellung der Ergebnisse des N-Bilanz-Versuches mit Casein (3facher NEB) bei verschieden hohen β-Carotin-Gehalten der Kost*

| Ratte Nr. | β-Carotin-Geh. d. Kost mg% | BW % | NG / NEB | scheinb. VQ % | wahrer VQ % | Physiol. Nutzwert % | Tr.S.-A. % |
|---|---|---|---|---|---|---|---|
| 1 | 0,05 | 56,22 | 3,00 | 75,17 | 92,33 | 51,91 | 99,92 |
| 2 | 0,1 | 68,55 | 2,99 | 79,56 | 96,63 | 66,24 | 100,17 |
| 3 | 0,2 | 68,07 | 3,00 | 77,20 | 94,32 | 64,20 | 100,16 |
| 4 | 0,3 | 78,03 | 3,00 | 77,68 | 94,62 | 73,83 | 100,26 |
| 5 | 0,4 | 79,80 | 2,99 | 79,10 | 96,30 | 76,85 | 99,92 |
| 6 | 0,5 | 76,01 | 2,99 | 79,70 | 96,89 | 73,65 | 99,92 |
| 7 | 0,6 | 81,78 | 3,00 | 81,57 | 98,41 | 80,48 | 100,37 |

Die Werte des „scheinbaren" wie des „wahren Verdauungsquotienten" sind bis auf die der Ratte 1 sehr gleichmäßig. Ohne Berücksichtigung des Ergebnisses der Ratte 2 könnte ein geringes Ansteigen der Verdaulichkeiten angenommen werden. Das wird nur deshalb angedeutet, weil eine ähnliche Tendenz in den BW%-Werten liegt. Auf Grund der Erfahrungen über Schwankungsbreiten der BW%-Werte wird jedoch eine unterschiedliche Eiweißverwertung bei den Tieren 4—7 nicht angenommen. Gleichmäßige Futteraufnahme und ein Einhalten des Verhältnisses NG : NEB von 3,0 konnten gewährleistet werden.

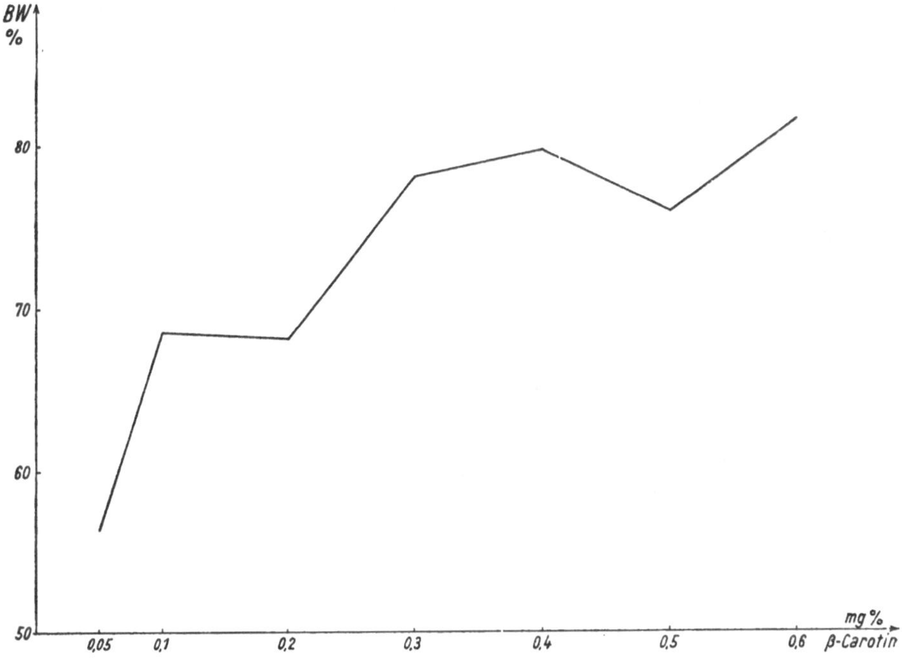


Abb. 7:
Zusammenhang zwischen den beobachteten BW%-Werten für Casein (3 facher NEB) und dem β-Carotingehalt der Kost

Unter den gegebenen Versuchsbedingungen wird der beste Eiweißumsatz erreicht, wenn die Kost über 0,3 mg% β-Carotin enthält. Das entspricht bei nach Gleichung [2] geregelter Fütterung einer Gabe von ca. 30 γ β-Carotin je 100 g Körpergewicht.

Dieses Ergebnis weicht in der geforderten Gabe erheblich von denen der Versuche nach der ersten Versuchsanordnung ab. Es könnten folgende Möglichkeiten, den sechsmal höheren Bedarf zu erklären, angenommen werden:

a) Die Gruppe 5 mit 10 γ β-Carotin pro Tier und Tag kann in allen drei Versuchsabschnitten versagt haben, so daß das Maximum bei der Gruppe 4 fälschlich resultierte. — Da nach der Literatur bei langfristigen Vitamin-A-Versuchen das Wachstum bei Gaben von 5,0 bis 10,0 γ β-Carotin als gesichert angesehen wird und die Grenzen für den Wachstumstest zur Bestimmung von Vitamin-A-Gehalten in gleicher Größenordnung liegen, weil die Tiere bei höheren Dosen gleichgut wachsen, ist die ausgesprochene Vermutung unwahrscheinlich. GUILBERT und Mitarbeiter (zit. bei AMMON/DIRSCHEL[2], S. 705) geben den täglichen Bedarf für Rind, Schaf, Schwein, Ratte und Pferd mit 2 bis 3 γ β-Carotin je 100 g Körpergewicht an.

b) Mit einem Resorptionsunterschied zwischen dem β-Carotin, das in öliger Lösung auf einmal täglich gegeben wird, und dem, das dem Futter zugegeben ist, kann das Ergebnis sicherlich nicht erklärt werden, da im zweiten Falle mit einer besseren Aufnahme zu rechnen wäre.

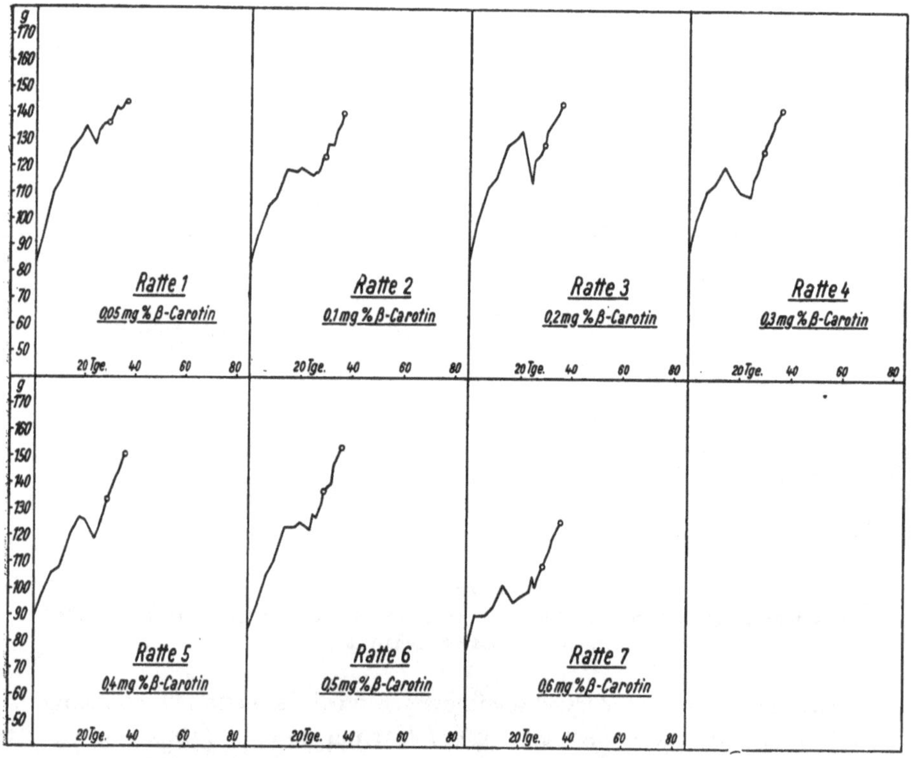


Abb. 8:
Gewichtsentwicklung der Versuchsratten

c) Die unterschiedlichen Ergebnisse können durch die verschiedene Versuchsdurchführung bedingt sein. Die Tiere der ersten Versuchsanordnung wurden nach einsetzenden Mangelerscheinungen in Gruppen geteilt und erhielten von diesem Zeitpunkt an regelmäßig die ihnen zugedachte Vitamin-A-Menge. Die Versuche liefen aus technischen Gründen nacheinander ab. Dadurch hatten immer einige Gruppen Wartezeiten. Mit den Tieren der Mangelgruppe erfolgte die N-Bilanzversuchsdurchführung zuerst. Die anderen Gruppen hatten währenddessen Zeit zur Erholung.

Dadurch erhalten die Versuche den Charakter der Langfristigkeit und die geforderten Gaben liegen niedrig. Die Tiere der zweiten Versuchsanordnung kamen nach einsetzendem Mangel sofort in den Versuch und erhielten das Futter mit den verschiedenen β-Carotingehalten. Obwohl die Vorperiode, dem Umstand der Rekonvaleszenz Rechnung tragend, wesentlich länger als gewöhnlich war, scheinen sich in den Versuchsergebnissen immer noch Rekonvaleszenserscheinungen mit gesteigertem β-Carotinbedarf widerzuspiegeln. Die unterschiedlichen Ergebnisse können damit am besten erklärt werden.

### 5. *Schlußfolgerung*

Auf Grund von N-Bilanz-Versuchen an wachsenden Albinoratten mit verschieden hoher Vitamin A- bzw. β-Carotindosierung wird der Ansicht Ausdruck gegeben, daß für N-Bilanz-Versuche die Vitamin-A-Versorgung der Versuchstiere von entscheidendem Einfluß ist und brauchbare Ergebnisse nur bei einer β-Carotin-Gabe von 5—10 γ je 100 g Körpergewicht erzielbar sind. Das Schwergewicht der Vitamineinwirkung scheint auf dem endogenen Eiweißumsatz zu liegen. Der Einfluß auf die biologische Eiweißwertigkeit kann nicht auf schlechtere N-Verdaulichkeit oder eine geringere Futteraufnahme zurückgeführt werden, wenn auch hier und da ein solcher Einfluß hereinzuspielen scheint.

## II. VITAMIN $D_2$

Die Untersuchungen zur Austestung eines Einflusses von Vitamin $D_2$ auf den Eiweißumsatz teilten sich in zwei Versuchsabschnitte. Zunächst waren die Albinoratten einer Vitamin-D-Mangelperiode zu unterwerfen, bei der es darauf ankam, die Vitamin-D-Reserven aufzubrauchen, ohne Rachitis zu erzeugen. Nach dieser Periode lagen zehn Würfe mit je sechs Tieren vor, die so in Versuchsgruppen eingeteilt wurden, daß aus jedem Wurf in jede Gruppe ein Tier entfiel. Beachtung fand ebenfalls eine gleichmäßige Geschlechtsverteilung. Mit diesen Versuchsgruppen erfolgten die Bestimmungen der N-Bilanzen bei N-freier und N-haltiger Kost und unterschiedlicher Vitamin-D-Versorgung.

### 1. *Versuchsdurchführung*

#### a) *Vitamin-$D_2$-Mangelfütterungsperiode*

Da für Vitamin-D-Versuche die Diät der Muttertiere von größter Bedeutung ist, erhielten die Zuchttiere eine Kost, die in den Laboratorien der I.G.Farben und Merck Anwendung fand (BOMSKOV [4] S. 85):

| | |
|---|---|
| Maisschrot | 5 Teile |
| Weizen | 10 Teile |
| Milch | 8 Teile |
| Hafer | 4 Teile |
| Brot | 5 Teile |
| Calciumcarbonat | 0,025 Teile |
| Kochsalz | 0,06 Teile |

Dazu tägliche Zugaben von wechselnd Gemüse, Fleisch und Rüben.

Die mit etwa 30 g abgesetzten Versuchsratten erhielten die Vitamin-D-freie „nichtrachitogene" Diät nach SHERMANN/STIEBELING (BOMSKOV[4] S. 93, Kost Nr. 30):

| | |
|---|---|
| Casein | 18% |
| Salzmischung | 4% |
| Hefe | 10% |
| Kochsalz | 1% |
| Stärke | 66% |
| Spinattrockenpulver | 1% |

An Stelle des Spinattrockenpulvers wurde Stärke gegeben. β-Carotingaben schalteten einen Vitamin-A-Mangel aus.

Die Tiere erhielten die aus extrahierten Bestandteilen zusammengesetzte und aufgeschlossene Kost nach Vacuumtrocknung griesartig verabreicht.

Die abgesetzten Ratten wurden in den bereits erwähnten Glaskäfigen[10] gehalten. Acht Tiere dienten zur Kontrolle mit Vitamin-$D_2$-Zugaben. Der aufgetretene Wachstumsstillstand der Mangelratten war nicht ganz eindeutig. Da aber eine Verarmung des Körpers an Vitamin $D_2$ unter allen Umständen angenommen werden konnte, erfolgte die Einteilung der Tiere in einzelne Gruppen mit verschieden hoher Vitamin-$D_2$-Dosierung.

*b) N-Bilanz-Versuche unter Zugabe verschieden hoher Vitamin-$D_2$-Mengen*

Die Zusammensetzung des N-freien Futters für die sich der Mangelperiode anschließenden N-Bilanz-Versuche ist auf S. 74 angegeben. Pro Tier und Tag bekamen die Tiere an Vitaminen: 10 γ Aneurin, 10 γ Lactoflavin, 10 γ Pyridoxin und 5 γ β-Carotin. Für die Versuchskost ergab sich ein Ca : P-Verhältnis von etwa 1 : 1 und ein P-Gehalt von 0,5%, so daß ein Auftreten von Rachitis nicht möglich war (BOMSKOV[4] S. 87).

Die Ratten erhielten jeden Tag mit einer 1 ccm-Meßpipette 0,2 ccm Palmin, in dem die jeweilige Vitamin-$D_2$-Menge und 5 γ β-Carotin gelöst waren.

Da allgemein in der Literatur 0,025 γ Vitamin $D_2$ für Ratten als Schutzdosis angegeben werden (s. LANDOIS-ROSEMANN[18] S. 461), wurde diese Gabe von 1 IE zum Zentralwert der Versuche gemacht. Für die Dosierung kamen bei den verschiedenen Gruppen folgende Mengen in Betracht:

| Gruppe | | |
|---|---|---|
| 1 | 0,0 | IE Vitamin $D_2$ pro Tag und Tier |
| 2 | 0,5 | „ |
| 3 | 1,0 | „ |
| 4 | 2,0 | „ |
| 5 | 4,0 | „ |
| 6 | 8,0 | „ |
| 7 | 4000,0 | „ |

Bei den Vitamingaben handelte es sich um kristallisiertes Vitamin $D_2$ der Firma MERCK, Darmstadt.

## 2. *Ergebnisse und ihre Diskussion*

Die Ergebnisse mit den sieben Versuchsgruppen sollen im folgenden gebracht werden. Es wurden je ein N-Bilanz-Versuch mit N-freier Kost und mit Casein durchgeführt.

### a) *N-Bilanz-Versuche mit N-freier Kost bei verschieden hoher Vitamin-$D_2$-Versorgung der Tiere*

Die Auswertung der Ergebnisse der Gruppenversuche erfolgte in gleicher Weise wie bei den Vitamin-A-Versuchen. Die Ergebnisse sind die Durchschnitte einer zweitägigen Hauptperiode, die sich an eine dreitägige Vorperiode anschloß.

Die Zusammenstellung der Durchschnitte mit den zugehörigen P-Werten (Tab. 7) läßt erkennen, daß der beobachtete NEB, bezogen auf den nach

Tabelle 7. *Zusammenstellung der durchschnittlichen N-Grundumsatzwerte in Relativzahlen bei verschieden hoher Vitamin-$D_2$-Versorgung der Tiere mit den zugehörigen P-Werten*

| Gruppe | Vitamin-gabe | NEB | | EHN | | DVN | | Tr.S.-A. | |
|---|---|---|---|---|---|---|---|---|---|
| Formel-werte | — | 100,00 | | 100,00 | | 100,00 | | 100,00 | |
| 1 | 0,0 I.E. | 106,61 | 18,7 | 142,30 | < 0,10 | 72,87 | < 0,10 | 77,06 | < 0,10 |
| 2 | 0,5 I.E. | 101,78 | 56,6 | 120,28 | 2,0 | 84,34 | 0,13 | 108,55 | 5,6 |
| 3 | 1,0 I.E. | 99,98 | 100,0 | 127,26 | 1,09 | 74,27 | < 0,10 | 90,40 | 9,0 |
| 4 | 2,0 I.E. | 95,74 | 3,8 | 111,75 | 1,04 | 80,87 | < 0,10 | 108.46 | 1,60 |
| 5 | 4,0 I.E. | 96,27 | 21,5 | 127,90 | 0,22 | 65,93 | < 0,10 | 101,81 | 70,1 |
| 6 | 8,0 I.E. | 97,28 | 29,1 | 98,39 | 50,2 | 96,86 | 36,9 | 106,50 | 14,2 |
| 7 | 4000,0 I.E. | 106,88 | 9,50 | 135,17 | 0,11 | 80,61 | < 0,10 | 84,31 | < 0,10 |

Gleichung [4] errechneten, bis Gruppe 4 absinkt und dann wieder ansteigt. Im endogenen Harn-N drückt sich diese Abhängigkeit noch deutlicher aus, während die DVN-Werte unregelmäßig liegen und den EHN so kompensieren, daß der resultierende NEB nur schwach die genannte Tendenz zeigt. Wird die Grenze für die statistische Sicherheit bei P = 5,0% gezogen, so ergibt sich nur für die Gruppe 4 ein gesicherter Unterschied der gefundenen NEB-Werte zu den nach Gleichung [4] errechneten. Bei den Relativzahlen des beobachteten EHN zeigen sich höhere Sicherheiten der Abweichungen von den jeweils gleich 100 gesetzten Werten nach Gleichung [5]. Den Rahmen sprengt hier die Gruppe 6. Die auf Gleichung [2] bezogenen Trockensubstanzaufnahmen zeigen einen deutlichen Abfall in der Mangelgruppe und der Gruppe 7, die die hohe Dosierung an Vitamin $D_2$ bekam. Eine Beziehung zwischen Futtertrockensubstanzaufnahme und dem DVN ist nicht eindeutig festzustellen, jedoch zeigen sich die höchsten EHN-Abweichungen bei den geringen Futteraufnahmen.

Die Versuche ergaben keine oder nur ganz geringe Abhängigkeiten des N-Grundumsatzes von der Höhe der Vitamin-$D_2$-Gabe. Bei Versuchen mit isolierten Futtermitteln erscheint es jedoch angezeigt, den Tieren mehr als 2 IE pro Tag Vitamin $D_2$ zuzuführen.

*b) N-Bilanz-Versuche zur Bestimmung der biologischen Wertigkeit von Casein bei verschieden hohen Vitamin-$D_2$-Gaben*

Die Versuchsdaten der einzelnen Gruppen sind je Tag ausgedrückt und stellen die Durchschnitte der jeweilig sechstägigen Hauptperiode dar, die einer mindestens viertägigen Vorperiode folgte. Auf die Errechnung der einzelnen Ergebnisse ist bereits S. 84 ff. eingegangen worden.

Es ist zu erkennen, daß ein direkter Vergleich der gefundenen BW%-Werte nicht möglich ist, da das Verhältnis NG : NEB in großem Maße schwankt (Tab. 8). Die Gründe dafür liegen einmal in der nicht genau abstufbaren Fütterung nach der ersten Versuchsanordnung, zum anderen in einer bewußt unterschiedlich gehaltenen N-Gabe, da die Annahme vorlag, ein Zusammenhang zwischen der biologischen Eiweißwertigkeit und der Höhe der Vitamin-$D_2$-Versorgung zeige sich bei geringen N-Gaben eher als bei hohen. Dies war nicht der Fall. Deshalb mußten alle Ergebnisse auf ein NG : NEB-Verhältnis von 4,00 umgerechnet werden, um sie vergleichen zu können. Es wurde zunächst ihre Abhängigkeit von der Höhe des NG : NEB-Verhältnisses bestimmt, d. h., es wurde die Kurve durch alle gefundenen Punkte (Tab. 8, Spalte 2) gelegt, bei der die Summe der Abweichungsquadrate das Minimum erreicht. Nun erfolgte die Errechnung der Kurven-BW%-Werte (Tab. 8, Spalte 3) für jedes NG : NEB-Verhältnis der Versuche (Tab. 8, Sp. 1). Für NG : NEB = 4,00 ergab sich eine BW von 40,91%. Diese Zahl wurde gleich 100 gesetzt und es waren nun die Faktoren zu bestimmen, mit denen die einzelnen Kurven-BW%-Werte multipliziert und durch 100 zu teilen waren, um jeweils auf 40,91% zu kommen (Tab. 8, Sp. 4). Mit Hilfe der Faktoren konnten die gefundenen Ergebnisse korrigiert, d. h. auf ein NG : NEB-Verhältnis von 4,00 bezogen werden (Tab. 8, Sp. 5).

Ein Zusammenhang zwischen den beobachteten biologischen Eiweißwertigkeiten und den NG : NEB-Verhältnis kann folgendermaßen angenommen werden:

$$BW\% = k\,(NG : NEB)^{R} \qquad [9]$$

Wenn y der Logarithmus der BW%-Werte und x der Logarithmus der NG : NEB-Verhältniszahlen ist, so lautet die Funktion logarithmiert:

$$y = \log k + R\,x$$

Auf Grund der statistischen Berechnung ergab sich für:

$$\bar{x} = 0{,}63703$$
$$\bar{y} = 1{,}59998$$
$$R = -0{,}33910$$
$$\log k = 1{,}8160$$

Auf eine Prüfung der statistischen Sicherheit der gefundenen Funktion konnte in dem vorliegenden Zusammenhang verzichtet werden.

Tabelle 8. *Nivellierung der BW%-Werte auf ein NG : NEB-Verhältnis von 4,00*

| 1 | 2 | 3 | 4 | 5 | 1 | 2 | 3 | 4 | 5 |
|---|---|---|---|---|---|---|---|---|---|
| 3,20 | 37,80$^{7}$ | 44,13 | 92,70 | 35,04$^{7}$ | 4,00 | 36,90$^{1}$ | 40,91 | 100,00 | 36,90$^{1}$ |
| 3,23 | 48,07$^{7}$ | 43,99 | 93,00 | 44,70$^{7}$ | 4,02 | 35,38$^{4}$ | 40,84 | 100,17 | 35,44$^{4}$ |
| 3,29 | 54,60$^{7}$ | 43,71 | 93,59 | 51,10$^{7}$ | 4,17 | 50,03$^{3}$ | 40,34 | 101,41 | 50,74$^{3}$ |
| 3,41 | 41,71$^{1}$ | 43,19 | 94,72 | 39,51$^{1}$ | 4,36 | 46,23$^{6}$ | 39,73 | 102,97 | 47,60$^{6}$ |
| 3,42 | 32,11$^{5}$ | 43,14 | 94,83 | 30,45$^{5}$ | 4,59 | 42,85$^{5}$ | 39.05 | 104,76 | 44,89$^{5}$ |
| 3,43 | 32,58$^{1}$ | 43,10 | 94,92 | 30,92$^{1}$ | 4,62 | 32,97$^{1}$ | 38,98 | 105,00 | 34,62$^{1}$ |
| 3,45 | 56,97$^{7}$ | 43,02 | 95,10 | 54,18$^{7}$ | 4,74 | 35,79$^{5}$ | 38,62 | 105,93 | 37,91$^{5}$ |
| 3,46 | 39,61$^{6}$ | 42,97 | 95,21 | 37,71$^{6}$ | 4,76 | 39,82$^{1}$ | 38,57 | 106,06 | 42,24$^{1}$ |
| 3,50 | 46,56$^{3}$ | 42,81 | 95.56 | 44,49$^{3}$ | 4,80 | 45,77$^{7}$ | 38,46 | 106,37 | 48,69$^{7}$ |
| 3,59 | 54,30$^{2}$ | 42,44 | 96,39 | 52,34$^{2}$ | 4,98 | 47,73$^{7}$ | 37,98 | 107,71 | 51,41$^{7}$ |
| 3,60 | 39,56$^{3}$ | 42,40 | 96,49 | 38,17$^{3}$ | 5,07 | 35,86$^{4}$ | 37,75 | 108,37 | 38,86$^{4}$ |
| 3,62 | 42,62$^{2}$ | 42,32 | 96,67 | 41,20$^{2}$ | 5,15 | 37,96$^{6}$ | 37,55 | 108,95 | 41,36$^{6}$ |
| 3,63 | 47,23$^{1}$ | 42,28 | 96,76 | 45,70$^{1}$ | 5,27 | 37.98$^{3}$ | 37,26 | 109,80 | 41,70$^{3}$ |
| 3,688 | 51,52$^{2}$ | 42,05 | 97,29 | 50,12$^{2}$ | 5,35 | 30,45$^{5}$ | 37,07 | 110,36 | 33,60$^{5}$ |
| 3,692 | 36,66$^{4}$ | 42,04 | 97,31 | 35,67$^{4}$ | 5,376 | 42,95$^{2}$ | 37,01 | 110,54 | 47,48$^{2}$ |
| 3,72 | 34,74$^{5}$ | 41,93 | 97,56 | 33,90$^{5}$ | 5,378 | 27,57$^{4}$ | 37,00 | 110,57 | 30,48$^{4}$ |
| 3,772 | 43,64$^{3}$ | 41,73 | 98,03 | 42,78$^{3}$ | 5,384 | 39,10$^{2}$ | 36,99 | 110,60 | 43,24$^{2}$ |
| 3,773 | 48,16$^{6}$ | 41,73 | 98,03 | 47,21$^{6}$ | 5,41 | 30,44$^{4}$ | 36,93 | 110,78 | 33,72$^{4}$ |
| 3,79 | 28,50$^{5}$ | 41,67 | 98,18 | 27,98$^{5}$ | 5,46 | 47,11$^{3}$ | 36,81 | 111,14 | 52,36$^{3}$ |
| 3,80 | 45,75$^{7}$ | 41,63 | 98,27 | 44,96$^{7}$ | 5,54 | 27,27$^{5}$ | 36,63 | 111 68 | 30,46$^{5}$ |
| 3,81 | 38,62$^{6}$ | 41,59 | 98,36 | 37,99$^{6}$ | 5,70 | 35,01$^{4}$ | 36,28 | 112,76 | 39,48$^{4}$ |
| 3,842 | 33,89$^{5}$ | 41,47 | 98,65 | 33,43$^{5}$ | 5,71 | 42,75$^{2}$ | 36,24 | 112,89 | 48,26$^{2}$ |
| 3,845 | 48,04$^{2}$ | 41,46 | 98,67 | 47,40$^{2}$ | 5,74 | 44,57$^{1}$ | 36,19 | 113,04 | 50,38$^{1}$ |
| 3,86 | 35,46$^{1}$ | 41,41 | 98,79 | 35,03$^{1}$ | 5,81 | 37,57$^{3}$ | 36,05 | 113,48 | 42,63$^{3}$ |
| 3,87 | 44,92$^{4}$ | 41,37 | 98,89 | 44,42$^{4}$ | 5,83 | 40,75$^{2}$ | 36,00 | 113,63 | 46,31$^{2}$ |
| 3,90 | 45,63$^{4}$ | 41,26 | 99.15 | 45,24$^{4}$ | 5,90 | 29,79$^{3}$ | 35,86 | 114.08 | 33,98$^{3}$ |
| 3,93 | 42,82$^{7}$ | 41,16 | 99,39 | 42,56$^{7}$ | 6,15 | 36,32$^{6}$ | 35,36 | 115,70 | 42,02$^{6}$ |
| 3,96 | 44,25$^{6}$ | 41,05 | 99,66 | 44,10$^{6}$ | 6,41 | 30,99$^{6}$ | 34,86 | 117,36 | 36,37$^{6}$ |

Kopfnummer 1 = Verhältniszahl NG : NEB
2 = gefundener BW%-Wert (Hochzahl besagt Gruppenzugehörigkeit)
3 = errechneter BW%-Wert auf Grund der statistisch errechneten Kurve
4 = Multiplikationsfaktor, der die errechneten BW%-Werte (Spalte 3) auf den Wert von 40,91% bringt, der einem NG : NEB-Verhältnis von 4,00 entspricht
5 = korrigierter BW%-Wert, der sich auf Grund der Multiplikation von Spalte 2 mit Spalte 4 ergibt.

Die Tabelle 9 bringt die Zusammenstellung der auf ein NG : NEB-Verhältnis von 4,00 korrigierten BW%-Werte und ihre statistische Auswertung. Als Bezugsgröße diente der Durchschnitt aller Werte (41,45%), wie es auch in der Feldversuchsrechnung durchgeführt wird (MUDRA [27], S. 73).

Das Versuchsergebnis ist negativ. Es konnte bei dieser Versuchsanlage kein Zusammenhang zwischen den beobachteten BW%-Werten und der Höhe der Vitamin-$D_2$-Gabe festgestellt werden. Mit Ausnahme der Gruppe 5 liegen sämtliche Ergebnisse zum Teil sehr weit innerhalb der Fehlergrenze. Der niedrige Durchschnitt von 34,08% der Gruppe 5 weist zum Gesamtdurchschnitt eine Differenz von — 7,37% auf. Der P-Wert ist mit 4,3% aber auch sehr hoch. Es kann angenommen werden, daß die Abweichung der Gruppe 5 aus anderen Gründen als den der Vitamin-$D_2$-Dosierung aufgetreten ist. Ebenso zeigen die Werte der Verdaulichkeiten und der Trockensubstanzaufnahme keine Unterschiede.

Tabelle 9. *Statistische Auswertung der korrigierten BW%-Werte des N-Bilanz-Versuches mit Casein bei verschieden hoher Vitamin-$D_2$-Versorgung der Tiere*

| Gruppe | 1 | 2 | 3 | 4 | 5 | 6 | 7 | |
|---|---|---|---|---|---|---|---|---|
| | 30,92 | 41,20 | 33,98 | 30,48 | 27,98 | 36,37 | 35,04 | |
| | 34,62 | 45,24 | 38,17 | 33,72 | 30,45 | 37,71 | 42,56 | |
| | 35,03 | 46,31 | 41,70 | 35,44 | 30,46 | 37,99 | 44,70 | |
| | 36,90 | 47,40 | 42,63 | 35,67 | 33,43 | 41,36 | 44,96 | |
| | 39,51 | 47,48 | 42,78 | 38,86 | 33,60 | 42,02 | 48,69 | |
| | 42,24 | 48,26 | 44,49 | 39,48 | 33,90 | 44,10 | 51,10 | |
| | 45,70 | 50,12 | 50,74 | 44,42 | 37,91 | 47,21 | 51,41 | |
| | 50,38 | 52,34 | 52,36 | 45,24 | 44,89 | 47,60 | 54,18 | |
| Sx | 325,30 | 376,35 | 346,85 | 303,31 | 272,62 | 334,36 | 372,64 | S (Sx) = 2321,43 |
| $\bar{x}$ | 39,41 | 47,04 | 43,36 | 37,91 | 34,08 | 41,80 | 46,58 | = 41,45 |
| $s^2$ | 40,78 | 24,18 | 37,85 | 32,06 | 32,94 | 27,31 | 38,48 | $s'^2$ = 33,37 |
| $s_d$ | 3,19 | 2,46 | 3,08 | 2,83 | 2,87 | 2,61 | 3,10 | |
| d | −2,04 | 5,59 | 1,91 | −3,54 | −7,37 | 0,35 | 5,13 | |
| t | 0,6 | 2,3 | 0,6 | 1,3 | 2,6 | 0,1 | 1,7 | |
| p | 57,0 | 6,1 | 57,0 | 25,0 | 4,3 | 92,0 | 14,0 | |

### *3. Schlußfolgerung*

Auf Grund der N-Bilanz-Versuche mit wachsenden Albinoratten mit verschieden hoher Vitamin-$D_2$-Dosierung kann gesagt werden, daß ein nennenswerter Einfluß der Vitamin-$D_2$-Versorgung auf die N-Bilanzen der Versuchstiere bei dieser Versuchsanlage nicht festgestellt werden konnte. Es erscheint nur angebracht, den Tieren mehr als 2 IE Vitamin $D_2$ während der Versuche zu geben.

## III. VITAMIN $B_1$ (ANEURIN)

SANDBERG u. a. [30] zeigten, daß bei Aneurinmangel die Harnstickstoffausscheidung von Ratten von 26% auf 56% der N-Aufnahme anstieg. Sie führen die Zunahme der N-Ausscheidung zum Teil auf verminderte Nahrungsaufnahme und zum Teil auf den Aneurinmangel zurück. LAVROFF und YAROUSSOWA [18] fanden, daß der Taubenorganismus mit Aneurin die Kohlenhydrate besser ausnutzen und bei N-freier Ernährung die Eiweißzersetzung stark beschränken konnte. MAYFIELD und HEDRICK [24] publizierten 1949 Versuche über den Einfluß verschieden hoher Aneuringaben auf die biologische Eiweißwertigkeit an Ratten. Die Untersuchungen wurden nach der MITCHELL-Methode durchgeführt. Es ergab sich, daß die BW von Casein, mit Methionin ergänzt, von 53% bei einer Gabe von 1,25 γ Aneurin, über 76% bei einer Gabe von 2,5 γ, auf 89 bis 95% bei einer Gabe von 5 γ anstieg.

### *1. Versuchsdurchführung und Ergebnisse*

Darauf aufbauend kam es hier darauf an, den Einfluß verschieden hoher Aneuringaben auf den endogenen wie exogenen Eiweißumsatz von wachsenden Albinoratten in der Weise festzustellen, daß die Vitamindosierung nicht unabhängig vom Gewicht der Tiere gegeben wurde; sondern die *Aneuringabe* bei nach Körpergewicht geregelter Futteraufnahme auf Grund des *Nichtfett-Kalorien-Gehaltes* dem Futter beizumischen war. Dazu erschien es notwendig, den Organismus von den Aneurinreserven zu befreien. Das geschah auf die von SCHEUNERT und SCHIEBLICH [31] beschriebene Weise. Als der erwünschte Wachstumsstillstand eingetreten war, erhielten die Tiere verschieden hohe Aneurinanteile dem Futter beigemischt. Bald darauf wurden die Stoffwechselversuche begonnen, deren Grundlagen bereits besprochen sind. Nach günstigem Ablauf der Untersuchungen erfolgte eine Wiederholung und Erweiterung mit der zweiten Versuchsgruppe.

*a) Versuche mit der ersten Versuchsgruppe*

Es standen sechs männliche Ratten eines Wurfes mit einem Gewicht von 40 bis 50 g zur Verfügung. Ihre Haltung erfolgte in den mehrfach erwähnten Glaskäfigen [10]. Sie erhielten zunächst eine Aneurin-Mangelkost, die auf SCHEUNERT/SCHIEBLICH ([31], S. 1520) zurückgeht:

| | | |
|---|---|---|
| Casein | 16,8% | |
| Maisstärke | 55,2% | |
| Palmin | 15,0% | |
| Trockenhefe | 8,0% | (Bierhefe, 5 Std. bei 1 atü autokl.) |
| Salzgemisch | 4,0% | |
| Kochsalz | 1,0% | |

Nach eingetretenem Wachstumsstillstand wurden die verschieden hohen Aneurin-Anteile dem Futter beigemischt und nach kurzer Zeit der N-Bilanz-Versuch mit Casein als Beigabe zum N-freien Grundfutter begonnen. Die WILLIAMSCHE Formel diente als Grundlage der Aneurin-Zugaben. Die Anteile werden in Williamszahlen ausgedrückt. Die Williamsche Formel lautet (s. LEHNARTZ [20] S. 188):

$$\frac{\text{tägliche Aneuringabe in Gamma}}{\text{tägl. aufgenomm. Nichtfettkalorien}} \geqq 0{,}3 \qquad [10]$$

Die *Williamszahl* entsteht durch Division dieses Quotienten durch 0,3.

Die Aneurinbeimischungen zum Futter der einzelnen Ratten entsprachen folgenden Williamszahlen:

| | | |
|---|---|---|
| Ratte (Gruppe) 1: 0,0 | | 4: 1,00 |
| 2: 0,167 | | 5: 3,33 |
| 3: 0,333 | | 6: 10,00 |

Das verwandte Aneurin entstammte Betaxin-Ampullen der Firma BAYER (Leverkusen).

Das Futter enthielt außerdem die auf S. 74/75 angegebenen Vitaminanteile, natürlich mit Ausnahme des Aneurins und unter Zugabe von 0,2 mg% β-Carotin.

Die Bestimmung der N-Bilanzen erfolgte nach der auf S. 75 beschriebenen zweiten Versuchsanordnung. Die Futtergabe wurde auf das täglich festgestellte Gewicht abgestimmt.

Um einmal die Streuung der BW%-Werte innerhalb der Tage der Hauptperiode zu erkennen, fand die Ermittlung des Harn-N und Kot-N *täglich* statt. Die entsprechenden Daten finden sich in der Tabelle 10.

Die Gewichtsentwicklung der sechs Ratten gibt die graphische Darstellung (Abb. 9) wieder.

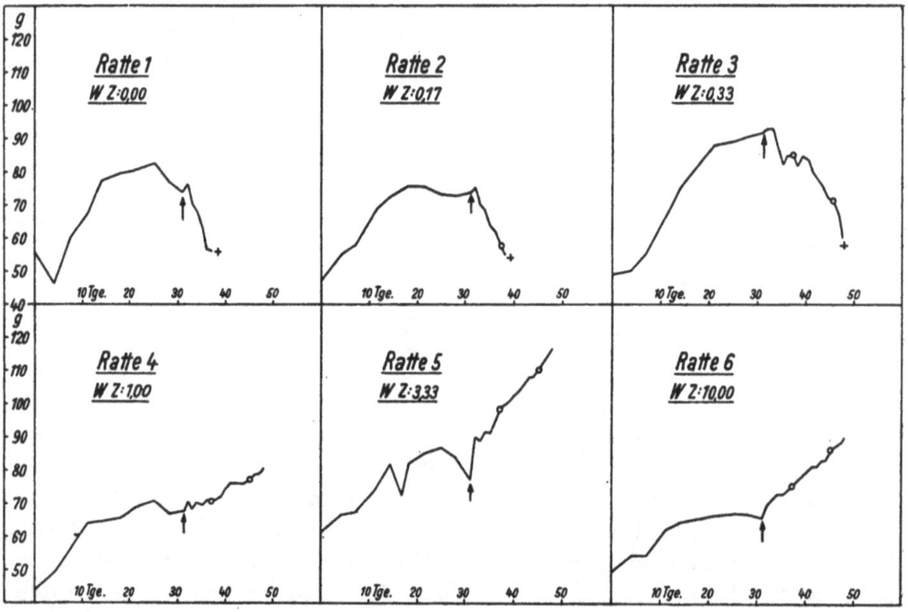


Abb. 9:
Gewichtsentwicklung der Albinoratten der ersten Versuchsgruppe

Es ist deutlich zu sehen, daß die Aneuringaben für die ersten drei Ratten in keinem Falle ausreichend waren. Während die Tiere 1 und 2 bereits vor der Hauptperiode des N-Bilanz-Versuches verendeten, konnte die Ratte 3 diese Zeit noch überstehen. Der Beginn der Vitamin-$B_1$-Zufuhr ist durch den Pfeil, die Dauer der Hauptperiode durch die Punkte gekennzeichnet. Im Ganzen fällt die Gleichmäßigkeit der Reaktion auf die Mangelkost auf. Nach 10 bis 20 Tagen kam es zu Wachstumsstörungen, die über Gewichtsstillstand zu Gewichtsabnahmen führten. Am 31. Tag wurde mit der genauen Zuwage des Futters nach den Trockensubstanz- und NEB-Gleichungen begonnen. Die Futteraufnahme sank mit abnehmendem Aneuringehalt der Kost ab. Deshalb ist der rapide Abfall des Gewichtes der Ratten 1 und 2 zum großen Teil auf die immer geringer werdende Futteraufnahme zurückzuführen. Es muß aber auch eine mangelnde Futterverwertung stattgefunden haben, da die Tiere anfänglich noch genügend Nahrung zu sich nahmen.

Die Ratte 3 nahm im Durchschnitt der Versuchstage 55,39% der nach Formel geforderten Trockensubstanz auf. In diesem Zusammenhang sei bemerkt, daß der Versuch noch auf Grund der Gleichung [1] über die Trockensubstanzaufnahme durchgeführt worden ist, so daß die Futteraufnahme auch bei den Tieren 4—6 nach der Berechnung mit der Gleichung [2] nur ca. 81% beträgt. So fraß die Ratte 3 ca. 30% weniger als die Ratten 4—6. Der Gewichtsabfall, der nach dem Ende des Versuches sehr schnell ad exitum führte, kann zum Teil auf geringere Futteraufnahme zurückgeführt werden, zum anderen können intermediäre Störungen vorherrschen.

Tabelle 10. *Zusammenstellung der Ergebnisse des N-Bilanz-Versuches mit Casein (5facher NEB) bei verschieden hohen Aneuringehalten der Kost*

| Ratte | 3 | 4 | 5 | 6 | 3 | 4 | 5 | 6 |
|---|---|---|---|---|---|---|---|---|
| Williams-zahl | 0,33 | 1,00 | 3,33 | 10,00 | 0,33 | 1,00 | 3,33 | 10,00 |
| | BW % | | | | Physiol. Nutzwert % | | | |
| 37. Tag | —16,34 | 34,01 | 53,76 | 42,77 | —16,34 | 33,44 | 53,76 | 42,77 |
| 38. Tag | 10,69 | 42,24 | 41,46 | 67,51 | 10,69 | 41,54 | 40,84 | 67,51 |
| 39. Tag | 24,50 | 50,04 | 43,00 | 39,74 | 24,50 | 50,04 | 42,90 | 38,94 |
| 40. Tag | 13,26 | 43,10 | 34,35 | 50,99 | 13,17 | 43,10 | 33,37 | 50,87 |
| 41. Tag | 5,72 | 37,02 | 40,10 | 42,74 | 5,52 | 33,34 | 39,91 | 40,97 |
| 42. Tag | 9,49 | 26,77 | 40,78 | 40,49 | 9,49 | 25,30 | 38,85 | 40,09 |
| 43. Tag | —21,54 | 35,12 | 43,34 | 41,11 | —21,54 | 34,21 | 42,25 | 40,77 |
| 44. Tag | —18,49 | 25,82 | 38,98 | 40,26 | —18,49 | 25,49 | 38,91 | 40,26 |
| Durch-schnitt | 0,91 | 36,77 | 41,97 | 45,70 | 0,88 | 35,81 | 41,35 | 45,27 |
| | scheinb. VQ % | | | | Tr.S.-A. % | | | |
| 37. Tag | 91,83 | 88,63 | 93,38 | 91,46 | 35,64 | 81,26 | 81,25 | 81,16 |
| 38. Tag | 95,65 | 88,64 | 88,41 | 90,47 | 74,87 | 81,37 | 80,58 | 80,95 |
| 39. Tag | 92,17 | 93,71 | 89,68 | 88,18 | 71,15 | 80,60 | 80,53 | 80,64 |
| 40. Tag | 89,52 | 94,04 | 87,03 | 89,94 | 49,88 | 81,06 | 80,56 | 81,10 |
| 41. Tag | 86,77 | 80,21 | 89,43 | 85,98 | 59,45 | 80,98 | 80,62 | 80,90 |
| 42. Tag | 91,58 | 84,72 | 85,15 | 89,14 | 61,01 | 81,11 | 80,46 | 80,90 |
| 43. Tag | 91,94 | 87,64 | 87,28 | 89,38 | 33,06 | 81,11 | 80,42 | 81,08 |
| 44. Tag | 92,06 | 88,91 | 89,19 | 90,64 | 58,06 | 81,11 | 80,42 | 80,95 |
| Durch-schnitt | 91,44 | 88,31 | 88,69 | 89,40 | 55,39 | 81,08 | 80,60 | 80,96 |

Die Ergebnisse der Hauptperiode sind in der Tabelle 10 zusammengestellt. Die bildliche Darstellung der Durchschnittswerte findet sich in der Abbildung 12. Es wird ein Zusammenhang zwischen der Höhe der BW%-Werte und der PNu%-Werte von dem Aneurin-Gehalt der Kost deutlich. Interessant sind die negativen BW%-Werte, die sich auf Grund negativer N-Bilanzen errechnen lassen, wenn der N-Erhaltungsbedarf nach COLUMBUS eingesetzt wird. Eine negative biologische Eiweißwertigkeit ist ein unphysiologischer Begriff und nur um des Vergleiches willen festgehalten; es ist anzunehmen, daß sich der N-Grundumsatz mindestens um soviel erhöht hat, daß bei der BW-Errechnung null herauskommt. Die Vermutung, daß der Aneurinmangel nicht nur indirekt über die Verschlechterung der Futteraufnahme, sondern auch direkt wirkt, wird bei der Betrachtung der beobachteten Wertigkeiten und ihrer zugehörigen Nahrungsaufnahmen von den Tieren 4—6 bestätigt. Der Futterverzehr stimmt vollständig überein. Das geringe Wachstum der Ratte 4 und die geringere biologische Eiweißwertigkeit kann als direkte Folgeerscheinung der zum Leben gerade ausreichenden, aber kein optimales Wachstum ergebenden Aneurinversorgung angesehen werden. Das Ergebnis stimmt mit der Literatur überein, da als Grenzwert die Williamszahl von 1,0 (s. LEHNARTZ [20] S. 188) gefordert wird.

Der Versuch, über die täglich bestimmten Werte für die biologische Eiweißwertigkeit zu einem besseren Vergleich über eine statistische Berechnung der Einzelwerte zu kommen, ist fehlgeschlagen. Die Streuung der Werte von den einzelnen Ratten ist zu groß und besonders groß bei den zu niedrigen Aneurin-Gaben.

*b) Versuche mit der zweiten Versuchsgruppe.*

Eine zweite Versuchsgruppe, bestehend aus acht männlichen Albinoratten, wurde gleichen Versuchen unterworfen, um die ersten Ergebnisse zu erhärten. Die Stoffwechseluntersuchungen mit den Aneurin-Gehalten, die den Williamszahlen 0,00, 0,17 und 0,33 entsprechen, kamen nicht in Betracht, da die Aneurin-Versorgung offensichtlich nicht ausgereicht hatte. Dafür kam die Fragestellung hinzu, ob durch höheren Aneuringehalt als der W.-Z. = 10,0 entspricht, die N-Bilanz in irgendeiner Form beeinflußt wird. Die Vitamin-$B_1$-Anteile der Kost beliefen sich auf folgende Williamszahlen:

| | |
|---|---|
| Gruppe 4: | 1,00 |
| 5: | 3,33 |
| 6: | 10,00 |
| 7: | 20,00 |
| 8: | 33,33 |

(Die Benennung der Gruppen erfolgte entsprechend der des ersten Versuches.)

Die Versuchsbedingungen entsprachen vollständig denen der ersten Versuchsgruppe.

Die graphischen Darstellungen der Gewichtsentwicklungen der Tiere während der Mangelfütterung, nach der Vitamin-$B_1$-Zugabe und während der N-Bilanzversuche (5facher und 3facher NEB Casein) finden sich in den Abbildungen 10 und 11. Die Längen der Hauptperioden sind durch Punkte angedeutet.

Die Wachstumskurven der einzelnen Ratten zeigen eine gleichmäßige Reaktion auf die Mangelkost. Nach etwa 35 Tagen traten erhebliche Wachstumsstörungen auf. Die genaue Zuwage des Futters nach den Gleichungen für die Futtertrockensubstanzaufnahme und den N-Erhaltungsbedarf begann zu diesem Zeitpunkt. Ebenfalls setzte die verschieden hohe Aneurindosierung ein. Die Tiere 8 und 10 mit den Williamszahlen 1,00 zeigen den gleichen Gewichtsverlauf wie die Ratte 4 mit gleicher Dosierung des ersten Versuches. Bei den anderen Gaben ist kein Unterschied im Wachstum zu erkennen.

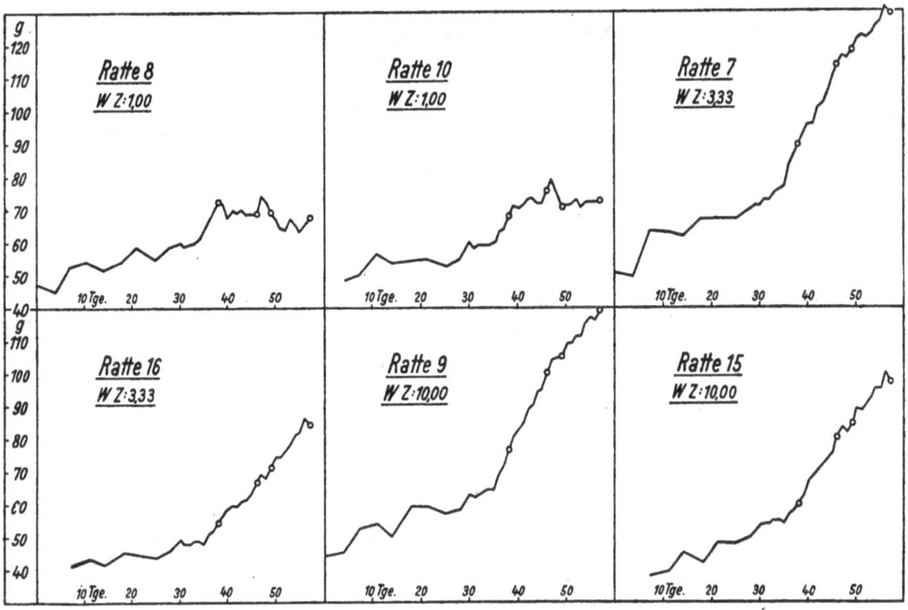


Abb. 10:
Gewichtsentwicklung der Versuchsratten (zweite Versuchsgruppe)

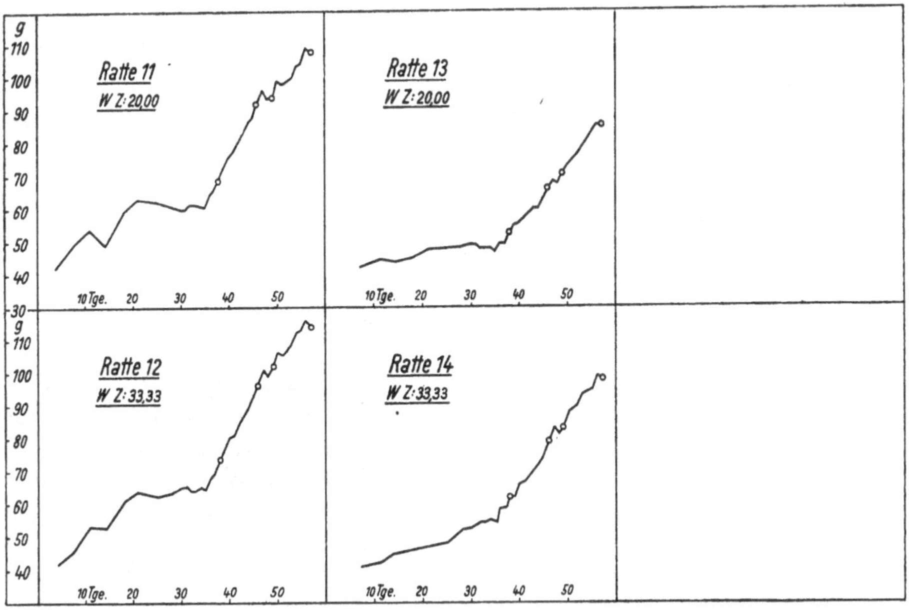


Abb. 11:
Gewichtsentwicklung der Versuchsratten (Fortsetzung)

Die Kot- und Harn-N-Bestimmung erfolgte in den N-Bilanz-Versuchen mit Casein (5- und 3facher NEB) für zwei Tage, mit N-freier Kost täglich. Eine Möglichkeit, die Einzelwerte für statistische Auswertungen heranzuziehen, scheiterte wie vorn * an der erheblichen Streuung. Deshalb wird auf gesonderte Darstellung der Einzelergebnisse verzichtet. Die jeweiligen Zusammenstellungen der Durchschnittswerte finden sich in den Tab. 11—13. Bildliche Darstellungen der Ergebnisse bringen die Abb. 12—14.

Die beobachteten biologischen Eiweißwertigkeiten und N-Grundumsatzwerte zeigen einen bedeutenden Unterschied von der Gruppe 4 zur Gruppe 5. Die Verwertung des Eiweißes kann endogen und exogen nach einer Gabe von Aneurin, die der Williamszahl von 3,33 entspricht, als optimal angesehen werden. Höhere Aneuringaben bringen keine Verbesserungen mit sich.

Tabelle 11. *Zusammenstellung der Durchschnittsergebnisse des N-Bilanz-Versuches mit Casein (5facher NEB, achttg. Hauptperiode, mit zweitg. Bestimmung) bei verschieden hohen Aneuringehalten der Kost*

| Gruppen-Nr. | 4 | | 5 | | 6 | | 7 | | 8 | |
|---|---|---|---|---|---|---|---|---|---|---|
| Williams-Zahl | 1,00 | | 3,33 | | 10,00 | | 20,00 | | 33,33 | |
| Ratten-Nr. | 8 | 10 | 7 | 16 | 9 | 15 | 11 | 13 | 12 | 14 |
| BW %-Werte: | | | | | | | | | | |
| Durchschn. Einzelt. | 29,91 | 39,49 | 61,77 | 52,44 | 58,96 | 59,58 | 58,34 | 51,03 | 60,65 | 58,47 |
| Gruppen-Durchschn. | 34,70 | | 57,11 | | 59,27 | | 54,68 | | 59,56 | |
| Physiol. Nutzwert %: | | | | | | | | | | |
| Durchschn. Einzelt. | 28,88 | 38,00 | 57,80 | 50,68 | 56,32 | 58,06 | 56,59 | 49,08 | 59,03 | 54,98 |
| Gruppen-Durchschn. | 33,44 | | 54,24 | | 57,19 | | 52,84 | | 57,00 | |
| scheinb. Verd. Qu. %: | | | | | | | | | | |
| Durchschn. Einzelt. | 86,65 | 86,66 | 83,43 | 87,02 | 85,55 | 87,76 | 87,07 | 86,52 | 87,41 | 84,34 |
| Gruppen-Durchschn. | 86,66 | | 85,22 | | 86,66 | | 86,80 | | 85,88 | |
| wahrer Verd. Qu. %: | | | | | | | | | | |
| Durchschn. Einzelt. | 96,45 | 96,39 | 93,62 | 96,68 | 95,56 | 97,40 | 97,00 | 96,16 | 97,36 | 94,09 |
| Gruppen-Durchschn. | 96,42 | | 95,15 | | 96,48 | | 96,58 | | 95,72 | |
| Tr.S.-Aufnahme %: | | | | | | | | | | |
| Durchschn. Einzelt. | 84,72 | 88,86 | 112,23 | 111,97 | 112,32 | 112,74 | 112,47 | 111,71 | 112,42 | 112,72 |
| Gruppen-Durchschn. | 86,79 | | 112,10 | | 112,53 | | 112,09 | | 112,57 | |

Die Futteraufnahmen waren nur in der Gruppe 4 geringer und schwankten im Durchschnitt um 80%. Dies ist die gleiche Futteraufnahme, wie sie bei den Untersuchungen der ersten Versuchsgruppe als Norm galt. Bei den anderen Gruppen lag sie während der N-Bilanz-Versuche mit Casein bei 112—115%. Im N-freien Versuch wies die Trockensubstanzaufnahme größere Schwankungen auf. Doch bedeuten die Werte 0,0% keinen Hungerzustand, da die Tiere versehentlich noch das Futter der Vorperiode vorliegen hatten. Der beobachtete DVN scheint hier von der Höhe der Futtergabe abhängig zu sein.

*) Siehe S. 101/102.

Tabelle 12. *Zusammenstellung der Durchschnittsergebnisse des N-Bilanz-Versuches mit Casein (3facher NEB, achttg. Hauptperiode, mit zweitg. Bestimmung) bei verschieden hohen Aneuringehalten der Kost*

| Gruppen-Nr.<br>Williams-Zahl<br>Ratten-Nr. | 4<br>1,00<br>8 \| 10 | 5<br>3,33<br>7 \| 16 | 6<br>10,00<br>9 \| 15 | 7<br>20,00<br>11 \| 13 | 8<br>33,33<br>12 \| 14 |
|---|---|---|---|---|---|
| BW %-Werte:<br>Durchschn. Einzelt.<br>Gruppen-Durchschn. | <br>34,53 \| 38,91<br>36,72 | <br>70,68 \| 77,96<br>74,32 | <br>75,44 \| 74,60<br>75,02 | <br>70,36 \| 78,57<br>74,46 | <br>73,07 \| 81,71<br>77,39 |
| Physiol. Nutzwert %:<br>Durchschn. Einzelt.<br>Gruppen-Durchschn. | <br>34,38 \| 38,86<br>36,62 | <br>66,62 \| 71,84<br>69,23 | <br>70,82 \| 69,04<br>69,93 | <br>63,91 \| 71,93<br>67,92 | <br>67,47 \| 73,92<br>70,70 |
| scheinb. Verd. Qu. %:<br>Durchschn. Einzelt.<br>Gruppen-Durchschn. | <br>86,23 \| 84,34<br>85,28 | <br>77,19 \| 76,16<br>76,68 | <br>76,84 \| 75,96<br>76,40 | <br>74,05 \| 75,11<br>74,58 | <br>75,44 \| 73,98<br>74,71 |
| wahrer Verd. Qu. %:<br>Durchschn. Einzelt.<br>Gruppen-Durchschn. | <br>99,64 \| 99,86<br>99,75 | <br>94,29 \| 92,48<br>93,38 | <br>93,77 \| 92,51<br>93,14 | <br>90,88 \| 91,48<br>91,18 | <br>92,34 \| 90,54<br>91,44 |
| Tr.S-Aufn. %:<br>Durchschn. Einzelt.<br>Gruppen-Durchschn. | <br>76,23 \| 76,39<br>76,31 | <br>116,61 \| 115,43<br>116,02 | <br>115,54 \| 115,48<br>115,51 | <br>115,59 \| 115,42<br>115,50 | <br>115,39 \| 115,57<br>115,48 |

Tabelle 13. *Zusammenstellung der Durchschnittsergebnisse des N-Bilanz-Versuches mit N-freiem Futter (dreitg. Hauptperiode) mit verschieden hohen Aneuringehalten der Kost*

| Gruppen-Nr.<br>Williams-Zahl<br>Ratten-Nr. | 4<br>1,00<br>8 \| 10 | 5<br>3,33<br>7 \| 16 | 6<br>10.00<br>9 \| 15 | 7<br>20,00<br>11 \| 13 | 8<br>33,33<br>12 \| 14 |
|---|---|---|---|---|---|
| NEB %-Werte:<br>Durchschn. Einzelt.<br>Gruppen-Durchschn. | <br>137,34 \| 110,83<br>124,09 | <br>76,16 \| 79,96<br>78,06 | <br>72,91 \| 77,36<br>75,14 | <br>90,02 \| 82,75<br>86,84 | <br>81,54 \| 83,84<br>82,69 |
| EHN %-Werte:<br>Durchschn. Einzelt.<br>Gruppen-Durchschn. | <br>203,45 \| 170,82<br>187,14 | <br>87,30 \| 74,67<br>80,98 | <br>74,48 \| 66,81<br>70,64 | <br>80,23 \| 81,32<br>80,78 | <br>74,87 \| 69,99<br>72,43 |
| DVN %-Werte:<br>Durchschn. Einzelt.<br>Gruppen-Durchschn. | <br>62,59 \| 49,24<br>55,92 | <br>68,76 \| 86,45<br>77,60 | <br>71,93 \| 93,82<br>82,88 | <br>102,34 \| 85,32<br>93,83 | <br>87,89 \| 98,76<br>93,32 |
| Tr.S.-A %-Werte:<br>Durchschn. Einzelt.<br>Gruppen-Durchschn. | <br>0,00 \| 0,00<br>0,00 | <br>34,93 \| 92,19<br>63,56 | <br>0,00 \| 116,47<br>58,24 | <br>116,92 \| 116,28<br>116,60 | <br>117,34 \| 116,45<br>116,90 |

Interessant ist die Abhängigkeit der gefundenen biologischen Eiweißwertigkeit von der Höhe des Verhältnisses der N-Aufnahme (NG) zu dem N-Erhaltungsbedarf (NEB) (s. Tab. 11 und 12). Bei einem NG : NEB-Verhältnis von 5,0 ergab sich bei den Gruppen 5—8 eine durchschnittliche BW von 57,66%, bei einem Verhältnis von 3,0 eine durchschnittliche BW von 75,30%.

Außerdem zeigten sich höhere „scheinbare" wie auch „wahre Verdauungsquotienten" bei der hohen N-Gabe (5facher NEB) im Gegensatz zur niedrigen

N-Gabe (3facher NEB), bei der beide Verdaulichkeiten deutlich absanken. Eine Ausnahme bildete die Gruppe 4.

## 2. *Übersicht über die Ergebnisse beider Versuchsgruppen*

Die Ergebnisse beider Versuchsgruppen (s. Übersicht Tab. 14 und ihre graphischen Darstellungen: Abb. 12—14) zeigen eine übereinstimmende Ab-

Tabelle 14. *Übersicht über die Ergebnisse der N-Bilanz-Versuche beider Versuchsgruppen bei verschieden hohen Aneuringehalten der Kost*

| Williamszahl | | 0,33 | 1,00 | 3,33 | 10,00 | 20,00 | 33,33 |
|---|---|---|---|---|---|---|---|
| 5×NEB Casein: | | | | | | | |
| Versuchsgruppe | | | | | | | |
| 1 | BW % | 0,91 | 36,77 | 41,97 | 45,70 | | |
| 2 | | | 34,70 | 57,11 | 59,27 | 54,68 | 59,56 |
| 1 | PNu % | 0,88 | 35,81 | 41,35 | 45,27 | | |
| 2 | | | 33,44 | 54,24 | 57,19 | 52,84 | 57,00 |
| 1 | scheinb. VQ % | 91,44 | 88,31 | 88,69 | 89,40 | | |
| 2 | | | 86,66 | 85,22 | 86,66 | 86,80 | 85,88 |
| 1 | wahrer VQ % | 99,49 | 97,17 | 98,39 | 98,98 | | |
| 2 | | | 96,42 | 95,15 | 96,48 | 96,58 | 95,72 |
| 1 | Tr.S.-A. % | 55,39 | 81,08 | 80,60 | 80,96 | | |
| 2 | | | 86,79 | 112,10 | 112,53 | 112,09 | 112,57 |
| 3×NEB Casein: | | | | | | | |
| Versuchsgruppe | | | | | | | |
| 2 | BW % | | 36,72 | 74,32 | 75,02 | 74,46 | 77,39 |
| 2 | PNu % | | 36,52 | 69,23 | 69,93 | 67,92 | 70,70 |
| 2 | scheinb. VQ % | | 85,28 | 76,68 | 76,40 | 74,58 | 74,71 |
| 2 | wahrer VQ % | | 99,75 | 93,38 | 93,14 | 91,18 | 91,44 |
| 2 | Tr.S.-A. % | | 76,31 | 116,02 | 115,51 | 115,50 | 115,48 |
| N-frei: | | | | | | | |
| Versuchsgruppe | | | | | | | |
| 2 | NEB % | | 124,09 | 78,06 | 75,14 | 86,84 | 82,69 |
| 2 | EHN % | | 187,14 | 80,98 | 70,64 | 80,78 | 72,43 |
| 2 | DVN % | | 55,92 | 77,60 | 82,88 | 93,83 | 93,32 |
| 2 | Tr.S.-A. % | | (0,00) | 63,56 | (58,24) | 116,60 | 116,90 |

hängigkeit von dem Aneuringehalt der Kost. Es wird deutlich, daß ein Aneuringehalt, der der Williamszahl 1,00 entspricht, das Leben wohl erhält, aber den Eiweißstoffwechsel noch nicht normal ablaufen läßt. Zwei Einflüsse des Vitamins $B_1$ können angenommen werden, ohne daß eine genaue Abgrenzung möglich erscheint. Einmal wäre an eine indirekte Wirkung auf den N-Umsatz durch die geringere Futteraufnahme, zum anderen an einen direkten intermediären Einfluß zu denken. Das wird offenbar bei der Betrachtung der Trockensubstanzaufnahmen bei Gruppe 1 und 2 und den zugehörigen BW%-Werten bei den N-Bilanz-Versuchen mit Casein (5facher NEB). Trotz Gleichschaltung der Trockensubstanzaufnahmen von rd. 80% entsteht ein

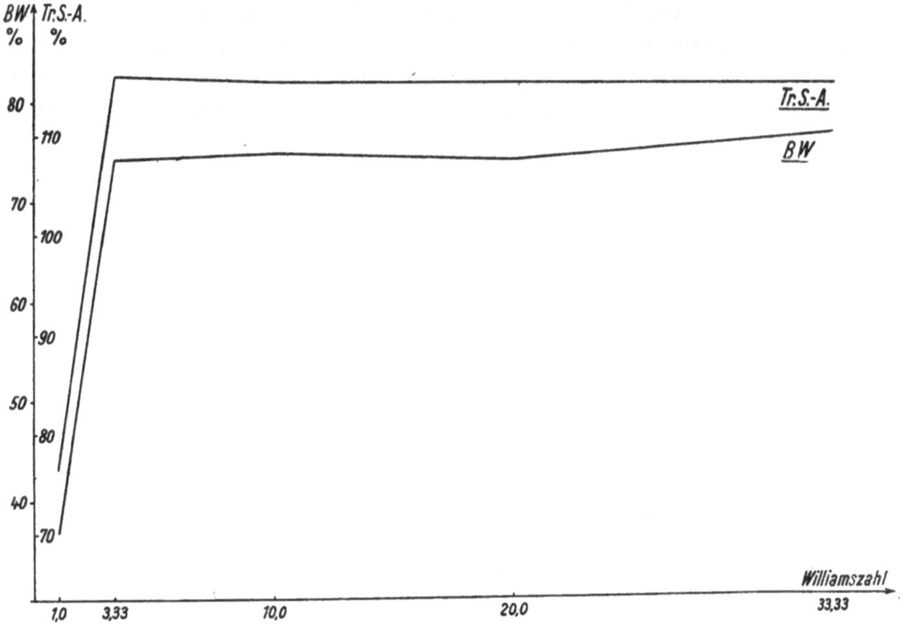


Abb. 13:
Zusammenhänge zwischen den beobachteten BW%-Werten für Casein (3 facher NEB) sowie den Futtertrockensubstanzaufnahmen und dem Aneuringehalt der Kost

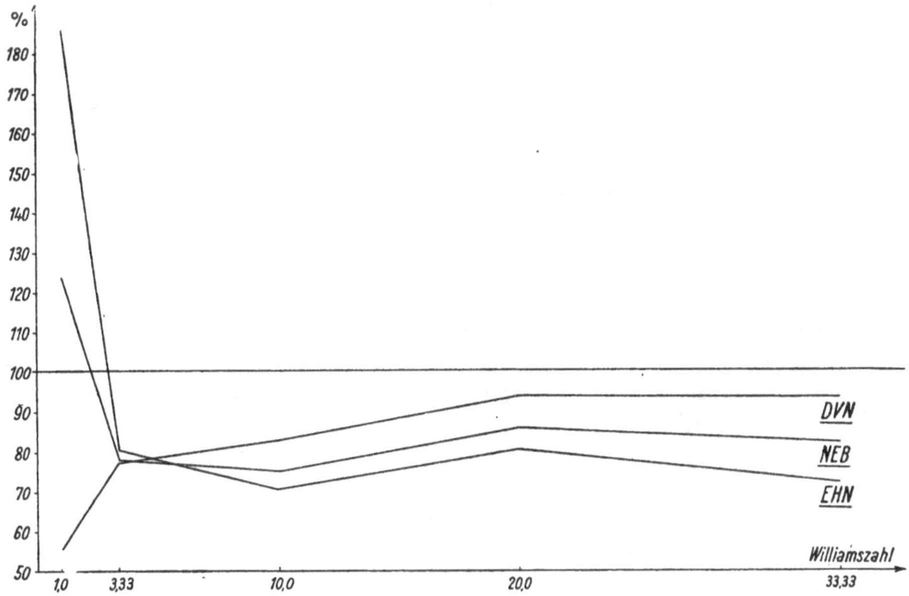


Abb. 14:
Zusammenhänge zwischen den Relativzahlen des beobachteten N-Grundumsatzes und dem Aneuringehalt der Kost

Sprung von 36,77% auf 41,97%, der sich bei der zweiten Versuchsgruppe bei steigender Trockensubstanzaufnahme von 34,70% auf 57,11% erweitert. Auf Grund der Ergebnisse liegt die Vermutung nahe, daß Aneuringaben auf den endogenen Eiweißumsatz mehr indirekt und auf den exogenen stärker direkt einwirken.

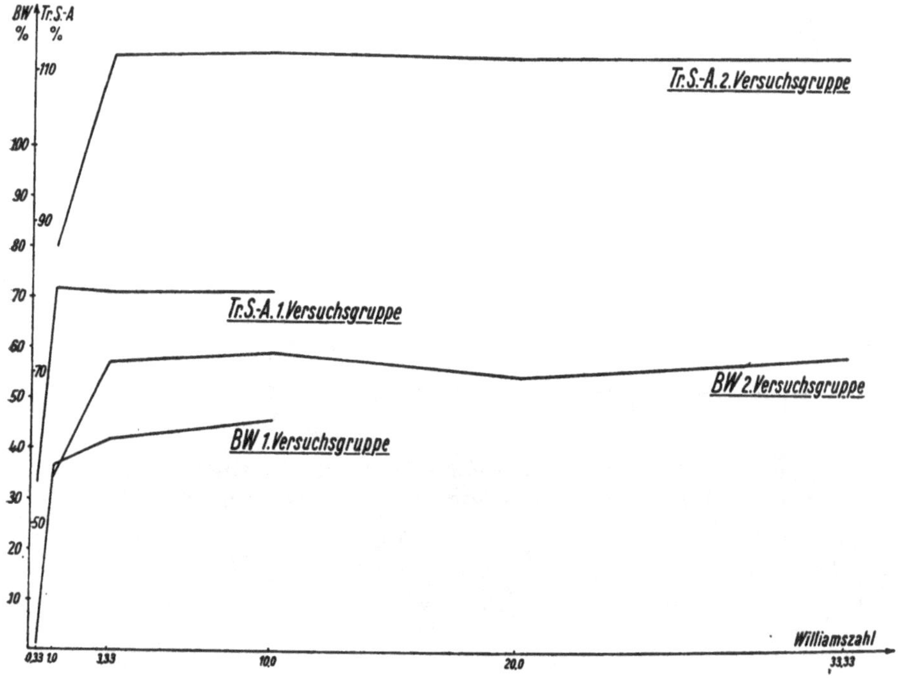


Abb. 12:
Zusammenhänge zwischen den beobachteten BW%-Werten für Casein (5 facher NEB) sowie den Futtertrockensubstanzaufnahmen und dem Aneuringehalt der Kost

*3. Schlußfolgerung*

Durch einen Aneuringehalt der Kost, der die Williamszahl 3,33 überschreitet, können keine Verbesserungen des N-Umsatzes mehr erzielt werden. Für Versuche zur Bestimmung der biologischen Eiweißwertigkeit sollte deshalb die Williamszahl möglichst größer als 3,00 sein.

## IV. LACTOFLAVIN

Den Einfluß des Vitamin $B_2$ auf die biologische Eiweißwertigkeit untersuchte BOAS FIXSEN [3] mit der „ballance sheet method". Es konnten keine Beziehungen festgestellt werden. LINTZEL [21] zitierte 1939 eine Arbeit von HUGHES. In ihr verglich HUGHES durch Versuche mit Schweinen den Wert von Casein und Biertreber als Zusatz zu einem Getreidegrundfutter. Dabei zeigte sich

Casein überlegen. Erfolgte jedoch eine Auswaschung von Vitamin $B_2$, so verlor sich die verbessernde Wirkung.

Die schon bei der Besprechung der Untersuchungen über Aneurin genannte Arbeit von MAYFIELD und HENRICK [24] ist auch hier zu erwähnen. Die Ergebnisse entsprechen denen des Vitamin-$B_1$-Versuches. Ein Einfluß auf die biologische Eiweißwertigkeit muß angenommen werden.

### *1. Versuchsdurchführung und Ergebnisse*

In den vorliegenden Untersuchungen wurde nach einer bis zum Wachstumsstillstand durchgeführten Lactoflavinmangelperiode der endogene und exogene Eiweißumsatz bei verschieden hoher Vitamin-$B_2$-Versorgung an wachsenden Albinoratten bestimmt. Es standen zwölf männliche Versuchstiere mit einem Gewicht von 40 bis 50 g zur Verfügung. Die von SHERMAN und SPOHN (1923) (zit. bei AMMON/DIRSCHEL [2] sowie b. BOMSKOV [4] S. 203, Kost Nr. 1) empfohlene Kost lag der Mangelfütterung zugrunde und hatte folgende Zusammensetzung:

| | |
|---|---|
| Casein | 18% |
| Maisstärke | 68% |
| Palmin | 10% |
| Salzgemisch | 4% |

Das Futter enthielt die auf S. 74/75 angegebenen Vitaminanteile, mit Ausnahme des Lactoflavins und unter Zugabe von 0,2 mg% $\beta$-Carotin.

Die Haltung der Tiere erfolgte in den erwähnten Glaskäfigen.

Nach eingetretenem Wachstumsstillstand wurde ein Futterwechsel vorgenommen. Die Ratten erhielten die von SCHICK u. a. vorgeschlagene Kost (zit. b. BOMSKOV [4] S. 203, Kost Nr. 2):

| | |
|---|---|
| Casein | 20% |
| Maisstärke | 60% |
| Palmin | 7% |
| Öl | 8% |
| Salzgemisch | 5% |

Die Vitaminzugaben blieben unverändert.

Jeweils zwei Tiere, die Lactoflavin in folgenden Mengenverhältnissen dem Futter zugesetzt bekamen, bildeten eine Versuchsgruppe:

| | | |
|---|---|---|
| Gruppe 1: | 0,0 mg% | Lactoflavin |
| 2: | 0,1 „ | „ |
| 3: | 0,3 „ | „ |
| 4: | 0,5 „ | „ |
| 5: | 0,8 „ | „ |
| 6: | 2,0 „ | „ |

Das Lactoflavin stammte aus den Werkstätten für Chemie und Fotographie, Berlin-Charlottenburg.

Aus technischen Gründen vergingen etwa 30 Tage, ehe mit den N-Bilanz-Versuchen zur Bestimmung der biologischen Eiweißwertigkeit von Casein und zur Bestimmung des N-Grundumsatzes bei den wechselnden Lactoflavingehalten der Kost begonnen werden konnte. Die eingangs beschriebene zweite

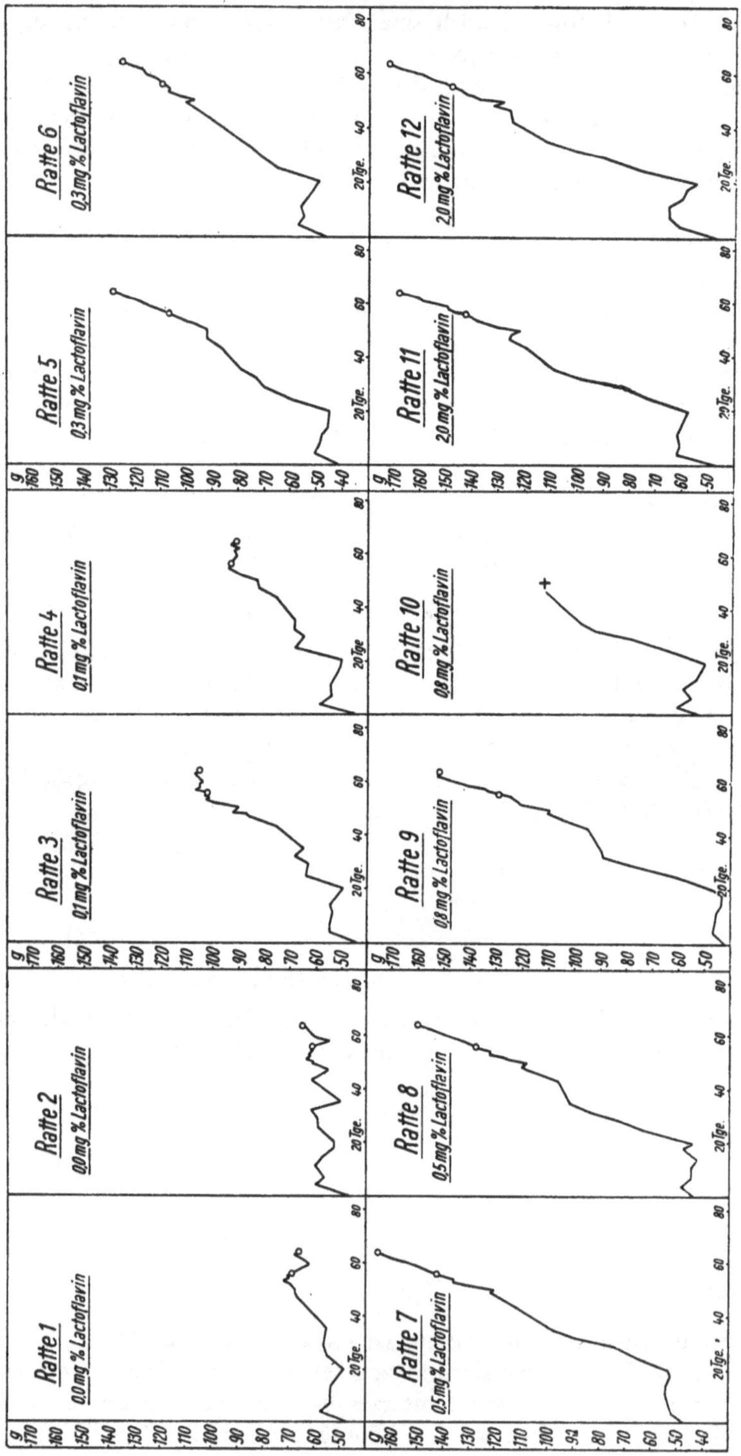


Abb. 15:
Gewichtsentwicklung der Lactoflavinversuchstiere

Versuchsanordnung kam zur Anwendung. Dem üblichen N-freien Futter und dem Casein wurden neben den anderen Vitaminen die genannten Lactoflavinmengen zugegeben.

Die *Gewichtsentwicklung* der Versuchstiere gibt die Abbildung 15 wieder. Es wird deutlich, daß bereits nach wenigen Tagen ein Wachstumstillstand auftrat, der schnell zu erheblichen Gewichtsabnahmen führte. Vom 20. Tage an wurde das Futter mit verschieden hohen Lactoflavingehalten gegeben. Das sofort einsetzende, zum Teil rapide Wachstum zeigt, daß es sich um eine

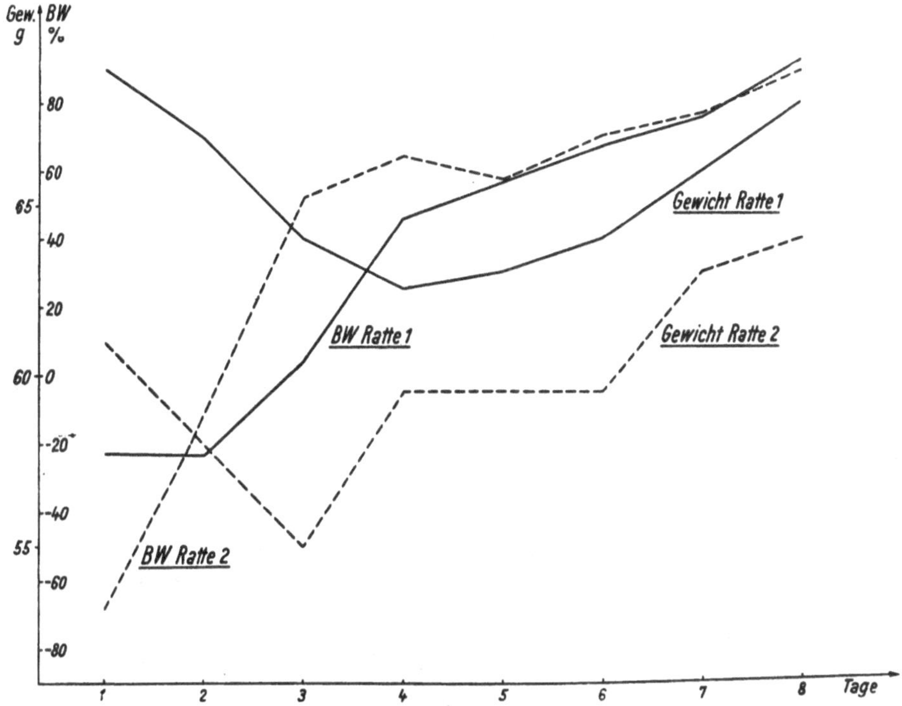


Abb. 16:
Zusammenhänge zwischen der Gewichtsentwicklung und den beobachteten BW%-Werten für Casein (3 facher NEB) der Lactoflavingruppe 1 (Gabe 0,0 mg)

Vitamin-$B_2$-Mangelerscheinung gehandelt hat, zumal die Tiere ohne Lactoflavingaben (Ratten 1 und 2) nicht weiter wuchsen. Auch die Gabe von 0,1 mg% Lactoflavin im Futter bei den Ratten 3 und 4 reichte für normales Wachstum nicht aus. Dies wird besonders sinnfällig bei geringeren Eiweißgaben. Als die Tiere im Rahmen des Stoffwechselversuches nur den dreifachen N-Erhaltungsbedarf an Casein bekamen, ergab sich ein Wachstumsstillstand. Die Zeit der Hauptperiode ist in den graphischen Darstellungen durch Punkte gekennzeichnet.

Da die Bestimmung der biologischen Eiweißwertigkeit täglich vorgenommen wurde, lassen sich *Zusammenhänge zwischen Wachstumsdiagramm und BW%-Werten* feststellen. In der Abbildung 16 sind die genannten Beziehungen für die erste Versuchsgruppe wiedergegeben.

Mit den tiefliegenden, zum Teil negativen BW%-Werten geht ein Gewichtsabfall einher. Erst bei günstigerer Lage der beobachteten biologischen Eiweißwertigkeit kommt das Wachstum der Tiere wieder in Gang. Die aufgezeigten negativen BW%-Werte sind, wie bereits auf S. 101 ausgeführt, durch einen Anstieg des NEB zu erklären, der bei Berechnung der BW mit den Gleichungswerten für den N-Grundumsatz nicht berücksichtigt wird. Hätte die Bestimmung nicht täglich, sondern wie üblich nach einer Sammelperiode stattgefunden, so wäre aber derselbe Durchschnittswert zustande gekommen. Insofern erscheint auch in diesem Falle das Rechnen mit negativen Ergebnissen berechtigt.

## 2. *Übersicht über die Ergebnisse*

Die Zusammenstellung der Durchschnittsergebnisse der Stoffwechselversuche bringt die Tab. 17:

Tabelle 17. *Zusammenstellung der Durchschnittsergebnisse der N-Bilanzversuche zur Bestimmung der biologischen Eiweißwertigkeit von Casein (3facher NEB) und des N-Grundumsatzes bei verschieden hoher Lactoflavinversorgung der wachsenden Albinoratten*

| Gruppen-Nr.: | 1 | 2 | 3 | 4 | 5 | 6 |
|---|---|---|---|---|---|---|
| 3facher NEB-Casein | | | | | | |
| Vit.-$B_2$-Geh. mg % | 0,0 | 0,1 | 0,3 | 0,5 | 0,6 | 2,0 |
| BW % | 39,04 | 58,46 | 85,89 | 85,06 | 87,93 | 80,74 |
| PNu % | 36,12 | 51,78 | 76,36 | 75,12 | 79,11 | 72,45 |
| scheinb. VQ % | 72,92 | 71,62 | 71,88 | 71,14 | 72,79 | 72,38 |
| wahrer VQ % | 88,84 | 88,34 | 88,93 | 88,38 | 89,98 | 89,65 |
| Tr.S.-A. % | 90,54 | 75,77 | 114,40 | 114,88 | 114,06 | 112,98 |
| N-Grundumsatz in Relativzahlen | | | | | | |
| NEB % | | 100,91 | 72,66 | 83,15 | 93,11 | 75,47 |
| EHN % | | 85,06 | 61,93 | 82,28 | 94,01 | 82,69 |
| DVN % | | 118,02 | 83,40 | 84,06 | 92,52 | 68,83 |
| Tr.S.-A. % | | 80,71 | 96,36 | 94,01 | 62,36 | 64,24 |

Die *beobachteten BW%-Werte* sind in ihrer Höhe deutlich von der Lactoflavinversorgung der Tiere abhängig. Während sie nach einem Gehalt der Kost von 0,3 mg% Lactoflavin nur wenig schwanken, zeigt sich, daß ein Mangel sowie eine Gabe von 0,1 mg% einen normalen Eiweißumsatz nicht gewährleisten kann. Der Abfall liegt nicht nur in einer geringeren Futteraufnahme begründet, da sie in der ersten Gruppe höher liegt als in der zweiten Gruppe und sich die beobachteten Eiweißwertigkeiten umgekehrt verhalten. Die Zusammenhänge sind in der Abbildung 17 dargestellt.

Die „scheinbare" sowie die „wahre Verdaulichkeit" werden von der Höhe der Vitamingabe nicht beeinflußt.

Die Ergebnisse des N-Bilanz-Versuches *mit N-freier Kost* überzeugen wenig. Der Zusammenfassung der Ergebnisse in der Tabelle 17 liegen Einzeldaten und Durchschnittswerte der beiden Hauptversuchstage zugrunde. Die zweitägige Sammelperiode kann in diesem Falle zu kurz gewesen sein, um Zusammenhänge zwischen N-Grundumsatz und Höhe der Lactoflavingabe deutlich werden zu lassen.

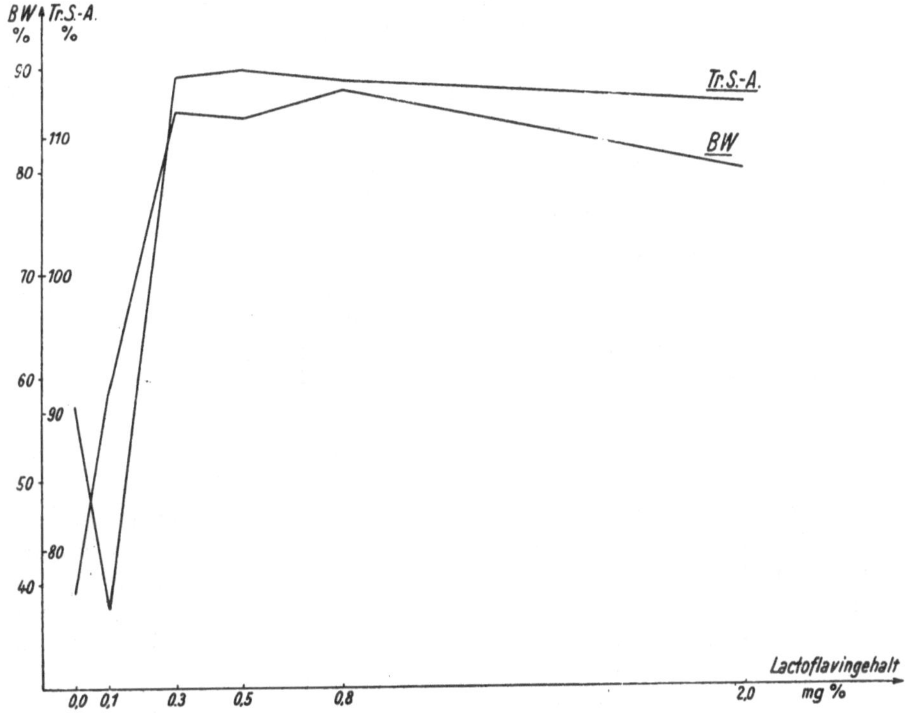


Abb. 17:
Zusammenhänge zwischen den beobachteten BW%-Werten für Casein (3 facher NEB) sowie den Futtertrockensubstanzaufnahmen und dem Lactoflavingehalt der Kost

Der Unterschied zwischen den Werten der Gruppen 2 und 3 läßt die Annahme zu, daß eine Wirkung des Lactoflavins auf den N-Grundumsatz ausgeübt wurde, zumal der N-Bilanzversuch mit Casein als Zusatz zu N-freier Grundkost gleiche Ergebnisse zeigte. Die Bestimmung der Werte für Gruppe 1 war fehlgeschlagen.

### 3. *Schlußfolgerung*

Der Eiweißhaushalt der Tiere ist von der Lactoflavinversorgung abhängig. Es entsteht der Eindruck, daß ein Lactoflavinmangel stärker den exogenen als endogenen Eiweißumsatz beeinflußt. Liegt der Gehalt der Kost bei mehr als

0,3 mg%, so ist ein normaler Eiweißumsatz zu erwarten. Es sollte daher für Versuche zur Bestimmung der biologischen Wertigkeit eines Eiweißes auf einen dementsprechenden Lactoflavingehalt Wert gelegt werden, da andernfalls nicht mit vergleichbaren Ergebnissen gerechnet werden kann.

## V. NICOTINSÄUREAMID

Albinoratten sind normalerweise keinem Nicotinsäuremangel ausgesetzt, da sie die Fähigkeit besitzen, das Vitamin zu synthetisieren (R. ABDERHALDEN [1] S. 61; EDLBACHER-LEUTHARDT [13] S. 697). Die Entstehung einer Wachstumshemmung durch unzureichende Nicotinsäureversorgung ist jedoch möglich und kann verschiedene Ursachen haben.

Nicotinsäurefrei ernährte Ratten zeigten bei einem Caseingehalt der Kost von 9% nach HENDERSON, KREHL und ELVEHJEM (zit. b. BRÜGGEMANN [6]) Wachstumshemmung dann, wenn Kohlenhydrate in Form von Rohrzucker vorlagen. Wurde Dextrin bei sonst gleicher Kost als Kohlenhydratquelle gegeben, so war keine Störung der Gewichtsentwicklung zu beoachten. Auch SCHWEIGERT und PEARSEN (zit. b. BRÜGGEMANN u. a. [6]) ermittelten einen Einfluß der verschiedenen Kohlenhydratquellen bei einem Caseingehalt von 24%. ANDERSON, COMBE und BRIGGS (zit. b. BRÜGGEMANN u. a. [6]) „vermuten, daß der Einfluß verschiedener Kohlenhydrate auf den Nicotinsäurestoffwechsel hauptsächlich durch eine Umstimmung der Darmbakterienflora hervorgerufen wird" ([6], S. 426).

Daneben ist aber auch die Art und Höhe der Eiweißgabe wesentlich. Proteine können einmal arm an Tryptophan sein und zum anderen eine steigernde Wirkung auf den Nicotinsäurebedarf des Organismus ausüben. Dies trifft nach KREHL (zit. b. EDLBACHER-LEUTHARDT [13] S. 697) für den Mais zu. Einen Einfluß der Höhe der Proteingabe bei nicotinsäurefreier Kost stellte WINTROB (zit. b. EDLBACHER-LEUTHARDT [13] S. 697) bei jungen Schweinen fest, die bei einem Gehalt von 26% Casein keine Niacinmangelsymptome zeigten; sank der Caseingehalt auf 10% ab, so traten sie sofort auf.

„Die bedeutende Rolle, die den Bakterien im Nicotinsäurestoffwechsel zufällt, konnte durch Versuche mit Sulfonamiden bewiesen werden" (ELLINGER, COULSON und BENESCH, zit b. J. BRÜGGEMANN u. a. [6] S. 427). Die Fähigkeit der Niacinsynthese ließ durch die Störungen und Umstimmungen der Darmbakterien durch Sulfonamide nach.

So konnte SURE u. a. [32] erst durch tryptophanarme Kost und 2% Sulfathaladin einen Mangel erzeugen, der durch 100 γ Niacin geheilt werden konnte. Die Zugabe ermöglichte ein bis zu 93% besseres Wachstum. Dabei war allerdings in erster Linie vor dem Eiweißansatz ein Fettansatz zu beobachten.

Nach einer Untersuchung von BUKIN u. a. [7] ergab sich eine Erhöhung der biologischen Wertigkeit der Proteine von Roggen, Hirse, Hafer und ganz besonders von Mais um 22 bis 73% durch Nicotinsäureamid. Die genannten Versuche waren nicht mit der MITCHELL-Methode durchgeführt worden, sondern mit Hilfe einer Plasmaeiweißmethode.

### *1. Versuchsdurchführung und Ergebnisse*

Die nun zu besprechenden Versuche hatten das Ziel, einen Einfluß verschieden hoher Nicotinsäureamidgaben auf den Eiweißumsatz wachsender Albinoratten festzustellen. Es hätte nahe gelegen, durch bakterizide Mittel, wie Sulfaguanidin, die Nicotinsäureamidsynthese der Darmbakterien ebenso wie SURE [32] auszuschalten. Dieser Weg wurde nicht gewählt, da er den Gegebenheiten eines normalen N-Bilanz-Versuches nicht entspricht. Die Aufgabe dieser Untersuchungen bezweckte, die vorliegenden Ergebnisse eventuell als Beitrag zur Standardisierung der BW-Bestimmungsmethodik zu verwenden. Eine *künstliche Beeinflussung der Darmbakterien* erscheint deshalb in diesem Zusammenhang unangebracht, weil angenommen werden kann, ein jedes Futtermittel und Gemisch fördere im Darm eine ganz bestimmte Darmflora, die als direkte Futtereigenschaft angesehen werden kann und auf die N-Bilanz frei wirken muß, wenn eine für die Praxis gültige Zahl gefunden werden soll. Aus diesem Grunde kam eine Mangelfütterung bis zum Wachstumsstillstand nicht in Betracht.

Da sich im Aneurin- wie im Lactoflavinversuch das Arbeiten mit einer geringen Anzahl von Ratten bei täglicher Gewichtsbestimmung und darauf aufbauender Kalorien- und N-Gabe bewährt hatte, wurden die vorliegenden Untersuchungen auch so angesetzt. Die einzelnen Tiere erhielten Futter mit verschieden hohen Nicotinsäureamidgehalten.

*a) N-Bilanz-Versuch zur Erfassung eines Zusammenhanges zwischen der beobachteten biologischen Eiweißwertigkeit von Casein (3facher NEB) und der Höhe des Nicotinsäureamidgehaltes des Futters*

Es standen acht männliche Ratten mit einem Gewicht von durchschnittlich 115,0 g zur Verfügung. Sie erhielten zu üblichem N-freiem Grundfutter eine Caseingabe, die den dreifachen N-Erhaltungsbedarf deckte. Sämtliche Komponenten des Futters sowie das Casein waren ,soweit notwendig, den auf den S. 73/74 beschriebenen Extraktionen unterworfen worden.

Die Nicotinsäureamidgehalte der Kost beliefen sich für die einzelnen Ratten auf folgende Quanten:

| Ratte | | |
|---|---|---|
| 1: | 0 mg% | Nicotinsäureamid |
| 2: | 2 „ | „ |
| 3: | 5 „ | „ |
| 4: | 10 „ | „ |
| 5: | 15 „ | „ |
| 6: | 20 „ | „ |
| 7: | 50 „ | „ |
| 8: | 100 „ | „ |

Das Nicotinsäureamid stammte von der Fa. Merck, Darmstadt (Waren-Nr. 6755.)

Das Futter enthielt die auf Seite 74/75 angegebenen Vitaminanteile, mit Ausnahme des Nicotinsäureamids und unter Zugabe von 0,2 mg% $\beta$-Carotin.

Nach einer ausgedehnten Vorperiode wurde der N-Bilanz-Versuch durchgeführt. Die N-Bestimmungen erfolgten nicht täglich, sondern von den gesammelten Kot- und Harndurchschnittsproben.

Den *Ergebnissen* liegt eine sechstägige Sammelperiode zugrunde (Tab. 18). Die Futtertrockensubstanzaufnahme war bei allen Tieren gleich gut. Die Verdaulichkeitsquotienten liegen sehr gleichmäßig. Die beobachteten BW%-Werte stimmen bis zur Ratte 6 gut überein. Die Gaben von 50 und 100 mg% Nicotinsäureamid drücken die biologische Eiweißwertigkeit anscheinend herab. Der

Tabelle 18. *Zusammenstellung der Versuchsdaten des N-Bilanz--Versuches mit Casein (3facher NEB) bei verschieden hohen Nicotinsäureamidgehalten der Kost*

| Ratte Nr. | Nicotinsäure-amid-Gehalt mg % | BW % | NG / NEB | scheinb. VQ % | wahrer VQ % | Physiol. Nutzwert % | Tr.S.-A. % |
|---|---|---|---|---|---|---|---|
| 1 | 0 | 82,55 | 3,00 | 79,57 | 96,45 | 79,62 | 100,00 |
| 2 | 2 | 81,82 | 3,00 | 77,38 | 94,49 | 77,31 | 100,00 |
| 3 | 5 | 83,45 | 2,99 | 79,02 | 96,04 | 80,14 | 100,00 |
| 4 | 10 | 80,94 | 2,99 | 76,28 | 93,46 | 75,65 | 99,92 |
| 5 | 15 | 80,81 | 2,99 | 78,88 | 96,01 | 77,59 | 100,16 |
| 6 | 20 | 79,84 | 2,99 | 79,42 | 96,49 | 77,04 | 100,00 |
| 7 | 50 | 73,68 | 2,99 | 77,05 | 94,11 | 69,34 | 100,08 |
| 8 | 100 | 67,30 | 2,99 | 77,32 | 94,34 | 63,49 | 100,00 |

Erscheinung wird in diesem Zusammenhang nicht nachgegangen, da praktisch derartige Gehalte nicht vorkommen und ein solches Absinken der Ergebnisse durch die folgenden Versuche nicht bestätigt zu sein scheint. Viel wesentlicher ist die Schlußfolgerung, daß Nicotinsäuregaben den exogenen Eiweißumsatz bei dieser Versuchsanlage nicht zu verbessern vermögen.

*b) N-Bilanz-Versuch zur Erfassung eines Zusammenhanges zwischen dem beobachteten N-Grundumsatz und der Höhe des Nicotinsäureamidgehaltes des Futters*

Der Versuch wurde mit denselben acht männlichen Ratten wie der erste durchgeführt. Das dort verwandte N-freie Grundfutter gelangte zur alleinigen Verfütterung. Daher sind die Vitamindosierungen gleich geblieben. An eine dreitägige Vorperiode schloß sich eine gleichlange Hauptperiode an. Eine Zusammenstellung der *Versuchsergebnisse* bringt die Tabelle 19.

Tabelle 19. *Zusammenstellung der Ergebnisse des N-Bilanz-Versuches mit N-freiem Grundfutter in Relativzahlen bei verschieden hohen Nicotinsäureamidgehalten der Kost*

| Nicotinsäureamid-Gehalt mg % | 0 | 2 | 5 | 10 | 15 | 20 | 50 | 100 |
|---|---|---|---|---|---|---|---|---|
| DVN % | 98,43 | 99,58 | 95,93 | 99,21 | 106,54 | 112,22 | 84,48 | 104,69 |
| EHN % | 80,38 | 79,49 | 67,53 | 64,28 | 86,22 | 79,08 | 76,54 | 84,64 |
| NEB % | 89,09 | 89,43 | 81,52 | 81,79 | 96,28 | 95,53 | 80,29 | 94,47 |
| Tr.S.-A. % | 100,51 | 100,27 | 100,39 | 100,27 | 100,24 | 100,28 | 100,31 | 100,35 |

Die Futtertrockensubstanzaufnahmen waren bei allen Tieren über die ganze Versuchszeit konstant. Die beobachteten endogenen Harn-N-Ausscheidungen, die auf die Gleichung von COLUMBUS [12] bezogen sind, zeigen ein günstiges Abschneiden der Ratte mit der Dosierung 10 mg% Nicotinsäureamid. Die Relativzahlen für den DVN sind bis zur Ratte 4 gleichmäßig niedrig und steigen danach an. Der N-Erhaltungsbedarf zeigt ähnliche Tendenzen wie der EHN.

Der Versuch, die NEB%-Werte statistisch auszuwerten, ergibt ebenfalls, daß die Ratte 4 den niedrigsten N-Grundumsatz hat. Hingewiesen sei noch, daß einige Einzeldaten im direkten Gegensatz zu den Daten der fettlöslichen Vitamine stehen. Dort war hauptsächlich der EHN über den Gleichungswert gestiegen und der DVN lag tief, während hier der DVN dem Gleichungswert gleicht und der EHN niedriger liegt. Die Ergebnisse lassen den Eindruck entstehen, daß der NEB-Formelwert (Gleichung [4]) mit Gaben über 10 mg% Nicotinsäureamid nicht mehr unterboten wird, während es bis zu einem gewissen Grade selbst ohne Nicotinsäureamid bei vorliegender Versuchsanlage möglich erscheint.

*c) N-Bilanz-Versuche zur Antastung eines Zusammenhanges zwischen den beobachteten BW%-Werten von Maiseiweiß (3facher und 3,5facher NEB) und der Höhe des Nicotinsäureamidgehaltes der Kost*

Zunächst wurden zehn männliche Albinoratten mit einem Gewicht von durchschnittlich 120 g zu diesem Versuch herangezogen. Ihre Haltung erfolgte während einer längeren Vorfütterungszeit in den Glaskäfigen [10]. Die Futtereinwage richtete sich genau wie im anschließenden N-Bilanz-Versuch nach der täglichen Gewichtsbestimmung. Die Tiere erhielten das Dreifache des N-Erhaltungsbedarfes in Form von Mais und den verbleibenden Rest als N-freies Grundfutter üblicher Zubereitung.

Der Mais hatte nach der Vermahlung folgende Zusammensetzung:

| | |
|---|---|
| Trockensubstanz | 100,00% |
| Rohasche | 1,51% |
| Organische Substanz | 98,49% |
| Stickstoff | 1,85% |
| Rohfett | 4,74% |
| Rohfaser | 3,79% |
| N-freie Extraktstoffe | 78,40% |

Zum Teil erfuhr der Mais eine Vitaminisierung in folgender Weise: Lactoflavin 0,8 mg%, pantothensaures Calzium 2,0 mg%, Ascorbinsäure 18,0 mg%, Pyridoxin 0,4 mg%, Aneurin 0,36 mg%, Vitamin K 0,8 mg%, Tocopherol 10,0 mg%, Cholinchlorid 60,0 mg%, Calciferol 0,002 mg% und Axerophtol 833,3 IE auf 100 g Tr.S.

Der Mais wurde für die einzelnen Ratten folgendermaßen zubereitet:

| | | | | |
|---|---|---|---|---|
| Ratte 1: | ohne Vitamine, | ohne Niacin, | | nicht aufgeschlossen, |
| 2: | „ „ , | „ „ | | aufgeschlossen, |
| 3: | mit Vitaminen, | „ „ | | „ |
| 4: | „ „ | mit 2 mg% | Niacin, | „ |
| 5: | „ „ | „ 5 „ | „ | „ |
| 6: | „ „ | „ 10 „ | „ | „ |
| 7: | „ „ | „ 15 „ | „ | „ |
| 8: | „ „ | „ 20 „ | „ | „ |
| 9: | „ „ | „ 50 „ | „ | „ |
| 10: | „ „ | „ 100 „ | „ | „ |

Eine Zusammenstellung der *Ergebnisse* liegt in der Tabelle 20 vor. Es handelt sich um Durchschnittswerte einer achttägigen Hauptperiode. *Es ist zu erkennen, daß ein Einfluß auf die biologische Eiweißwertigkeit durch Aufschluß, Vitaminisierung und Nicotinsäureamidzufuhr nicht auftritt.* Der Durchschnitt aller BW%-Werte liegt bei 63,03% mit einem mittleren Fehler von ± 0,77.

Die geringe Streuung unterstreicht, daß bei der angewandten Versuchsanlage keine Zusammenhänge zwischen den in Verbindung gebrachten Größen bestehen.

Tabelle 20. *Zusammenstellung der Versuchsergebnisse des N-Bilanz-Versuches mit Maiseiweiß (3facher NEB) bei verschieden hohen Nicotinsäureamidgehalten der Kost*

| Ratte Nr. | Nicotinsäure-amid-Gehalt der Kost mg°/o | Vita-mini-sierung | BW °/o | NG / NEB | scheinb. VQ °/o | wahrer VQ °/o | Physiol. Nutzwert °/o | Tr.S.-A. °/o |
|---|---|---|---|---|---|---|---|---|
| 1 | 0 | — | 62,64 | 3,00 | 76,83 | 93,84 | 58,78 | 100,00 |
| 2 | 0 | — | 67,22 | 3,00 | 68,83 | 85,82 | 57,69 | 100,09 |
| 3 | 0 | + | 63,77 | 3,00 | 63,62 | 80,59 | 51,39 | 100,26 |
| 4 | 2 | + | 63,88 | 3,00 | 67,15 | 84,13 | 53,74 | 100,26 |
| 5 | 5 | + | — | — | — | — | — | — |
| 6 | 10 | + | 61,11 | 3,00 | 68,44 | 85,50 | 52,25 | 100,00 |
| 7 | 15 | + | 65,36 | 3,00 | 67,39 | 84,42 | 55,18 | 100,25 |
| 8 | 20 | + | 61,44 | 3,00 | 69,77 | 86,63 | 53,22 | 100,46 |
| 9 | 50 | + | 59,86 | 3,00 | 68,35 | 85,36 | 51,10 | 100,33 |
| 10 | 100 | + | 62,01 | 3,00 | 67,66 | 84,66 | 52,50 | 100,09 |

Der Futterverzehr war bei allen Tieren gleichmäßig und entsprach den Gleichungswerten. Ebenso konnte das NG : NEB-Verhältnis von 3,00 genau eingehalten werden. Die Verdaulichkeitsquotienten zeigen eine sehr gute Übereinstimmung. Auffällig ist jedoch die höhere N-Verdaulichkeit des Maises, wenn dieser nicht im Autoklaven auf 130° C erhitzt war (Ratte 1). Die Werte der Ratte 5 waren aus versuchstechnischen Gründen nicht zu verwenden.

Wiederholung des Versuches:

Mit zehn männlichen Albinoratten mit einem Gewicht von durchschnittlich 70 g wurden die N-Bilanz-Versuche zur Bestimmung der biologischen Eiweißwertigkeit von Mais bei wechselnder Nicotinsäureamidversorgung wiederholt. Die Tiere erhielten das 3,5fache des N-Erhaltungsbedarfes an Maiseiweiß. Dadurch erübrigte sich eine Zugabe von N-freiem Grundfutter.

Tabelle 21. *Zusammenstellung der Versuchsergebnisse des N-Bilanz-Versuches mit Maiseiweiß (3,5facher NEB) bei verschieden hohen Nicotinsäureamidgehalten der Kost*

| Ratte Nr. | Nicotinsäure-amid-Gehalt der Kost mg°/o | Vita-mini-sierung | BW °/o | NG / NEB | scheinb. VQ °/o | wahrer VQ °/o | Physiol. Nutzwert °/o | Tr.S.-A. °/o |
|---|---|---|---|---|---|---|---|---|
| 1 | 0 | — | 58,65 | 3,50 | 84,85 | 98,79 | 57,94 | 98,77 |
| 2 | 0 | — | 61,79 | 3,51 | 74,08 | 87,92 | 54,33 | 100,43 |
| 3 | 0 | + | 60,94 | 3,50 | 71,77 | 85,51 | 52,11 | 103,02 |
| 4 | 2 | + | 56,86 | 3,50 | 74,76 | 88,64 | 50,40 | 100,14 |
| 5 | 5 | + | 51,14 | 3,50 | 74,83 | 88,70 | 45,36 | 100,29 |
| 6 | 10 | + | 62,23 | 3,50 | 78,16 | 92,08 | 57,30 | 98,91 |
| 7 | 15 | + | 59,91 | 3,50 | 76,80 | 90,54 | 54,24 | 103,02 |
| 8 | 20 | + | 66,14 | 3,49 | 75,93 | 89,86 | 59,43 | 99,30 |
| 9 | 50 | + | 67,91 | 3,51 | 77,57 | 91,29 | 62,00 | 103,18 |
| 10 | 100 | + | 51,73 | 3,50 | 77,18 | 91,01 | 47,08 | 101,19 |

Die Zusammenstellung der Ergebnisse erfolgt in Tabelle 21. Die Ergebnisse bestätigen die Schlußfolgerungen der ersten Versuchsgruppe. Ein Einfluß auf die BW%-Werte durch Vitaminisierung, Hitzebehandlung und Nicotinsäureamidgaben war ebenfalls nicht festzustellen. Die Futtertrockensubstanzaufnahmen schwanken etwas, da bei den leichteren Tieren zur Deckung des 3,5fachen N-Erhaltungsbedarfes etwas mehr Mais erforderlich war, als dem Gleichungswert entsprach. Bei den schwereren Ratten ist das Umgekehrte der Fall. Da es sich um ein geringfügiges Defizit handelte, konnte von einer Zufuhr N-freien Grundfutters Abstand genommen werden. Der Durchschnitt aller BW%-Werte liegt bei 59,73% mit einem mittleren Fehler von ± 1,72. Auch hier unterstreicht die immer noch geringe Streuung, daß keine Unterschiede im N-Umsatz aufgetreten sind. Die Verdaulichkeiten zeigen eine gute Übereinstimmung. Auffällig sind abermals die höheren Verdaulichkeitsquotienten des unbehandelten Maisschrotes.

## 2. *Übersicht über die Ergebnisse*

In der Tabelle 22 sind die beobachteten BW%-Werte und die in Relativzahlen ausgedrückten N-Grundumsatzwerte aller Nicotinsäureamidversuche gegenübergestellt. Die Ergebnisse lassen *keinen Einfluß des Nicotinsäureamids* auf den endogenen und exogenen Eiweißumsatz erkennen. 50 und 100 mg% des Vitamins senkten im Caseinversuch die Eiweißwertigkeit, während die gleiche Wirkung in den Maisversuchen nicht hervortrat. Ein besonders günstiges Abschneiden der mittleren Dosen ergab sich nur im N-Bilanz-Versuch mit N-freiem Grundfutter. Mit Ausnahme des NEB%-Wertes der Gabe 10 mg% lassen sich keine Differenzen des beobachteten N-Erhaltungsbedarfes zu den Gleichungswerten nach COLUMBUS statistisch sichern.

Tabelle 22. *Übersicht über die beobachteten BW%-Werte und in Relativzahlen ausgedrückten N-Grundumsatzwerte bei verschieden hohen Nicotinsäureamidgehalten der Kost*

| Nicotins.-Geh. mg % | 0 | 2 | 5 | 10 | 15 | 20 | 50 | 100 |
|---|---|---|---|---|---|---|---|---|
| BW %-Werte | | | | | | | | |
| Casein (3 NEB) | 82,55 | 81,82 | 83,45 | 80,94 | 80.81 | 79,84 | 73,68 | 67,30 |
| Maisprotein (3 NEB) | 63,77 | 63.88 | — | 61,11 | 65,36 | 61,44 | 59,86 | 62,01 |
| Maisprotein (3,5 NEB) | 60.94 | 56,86 | 51,14 | 62,23 | 59,91 | 66,14 | 67,91 | 51,73 |
| N-Grundumsatz in Relativzahlen | | | | | | | | |
| NEB % | 89,09 | 89,43 | 81,52 | 81,79 | 96,28 | 95,53 | 80,29 | 94,97 |
| EHN % | 80,38 | 79,49 | 67,53 | 64,28 | 86,22 | 79,08 | 76,54 | 84,64 |
| DVN % | 98,43 | 99,58 | 95,93 | 99,21 | 106.54 | 112,22 | 84,48 | 104,69 |

## 3. *Schlußfolgerung*

Werden N-Bilanz-Versuche mit normal aufgezogenen Albinoratten durchgeführt, so scheint die Nicotinsäureamidzufuhr durch das Futter auch bei tryptophanarmen Protein keinen Einfluß auf die Versuchsergebnisse bei der angewandten Versuchsanlage zu haben. Dennoch wird eine Nicotinsäureamidgabe von 10 mg% im Futter empfohlen.

## VI. VITAMIN $B_{12}$

Aus der Vielzahl der Veröffentlichungen über Vitamin $B_{12}$ soll in diesem Zusammenhang nur eine von HENRY, K. M. und S. K. KON [16] genannt sein. In ihr wird über „Vitamin $B_{12}$ und der biologische Wert von Proteinen" berichtet. Die BW%-Werte wurden nach der MITCHELL-Methode mit ausgewachsenen Ratten ermittelt. Es ergab sich eine biologische Eiweißwertigkeit von 82,2 ± 1,58% ohne Vitamin $B_{12}$ und ein Wert von 89,7 ± 0,78% nach einer Zulage von 0,2 $\gamma$ Vitamin $B_{12}$. Die Verdauungsquotienten blieben unbeeinflußt und beliefen sich auf 99,3 sowie 99,9%.

Es lag nahe, ähnliche Untersuchungen an wachsenden Ratten vorzunehmen.

### *1. Versuchsdurchführung und Ergebnisse*

#### *a) N-Bilanz-Versuche zur Antastung eines Zusammenhanges zwischen den beobachteten BW%-Werten von Casein (3facher NEB) und der Höhe des Vitamin-$B_{12}$-Gehaltes der Kost*

Da nur geringe Mengen Vitamin $B_{12}$ zur Verfügung standen, konnten nur Tastversuche durchgeführt werden. Die Vitamindosierungen hielten sich in gleicher Größenordnung wie bei HENRY und KON [16]. Die Vitamingabe erfolgte über die Futteraufnahme, die ihrerseits körpergewichtsgebunden war. Eine Vitamin-$B_{12}$-freie Vorfütterungsperiode war nicht möglich. *Vielmehr gelangte zunächst ein Stoffwechsel-N-Bilanz-Versuch für alle Versuchsratten ohne Vitamin-$B_{12}$-Zulagen und gleich darauf mit denselben Tieren der gleiche Versuch mit verschieden hohen Vitamin-$B_{12}$-Gehalten der Kost zur Durchführung.* In beiden Versuchen wurde die biologische Eiweißwertigkeit von Casein (3facher NEB) geprüft.

Dazu standen zwei Würfe mit je sieben männlichen Albinoratten zur Verfügung. Bei Versuchsbeginn lag ihr Gewicht bei etwa 100 g. Da sieben verschiedene Vitamin-$B_{12}$-Dosierungen angewandt wurden, konnten zwei Wiederholungen vorgenommen werden. Die Tiere erhielten zu üblichem N-freiem Grundfutter eine Caseingabe, die den dreifachen N-Erhaltungsbedarf deckte. Sämtliche Komponenten des Futters waren, soweit notwendig, den auf den Seiten 73/74 beschriebenen Extraktionen unterworfen worden. Die Vitaminisierung erfolgte nach den Angaben auf Seite 74/75 unter Zugabe von 0,2 mg% $\beta$-Carotin.

An eine viertägige Vorperiode schloß sich eine Hauptperiode des N-Bilanz-Versuches ohne Vitamin $B_{12}$-Zugaben von 6 Tagen an. Eine Zusammenstellung der Ergebnisse bringt die Tabelle 23.

Für den folgenden unter sonst gleichen Bedingungen laufenden N-Bilanz-Versuch waren Vitamin-$B_{12}$-Dosierungen vorgenommen worden:

| | |
|---|---|
| Gruppe 1: | 0,00 $\gamma$% |
| 2: | 0,25 $\gamma$% |
| 3: | 0,50 $\gamma$% |
| 4: | 1,00 $\gamma$% |
| 5: | 2,00 $\gamma$% |
| 6: | 3,00 $\gamma$% |
| 7: | 4,00 $\gamma$% |

Tabelle 23. *Zusammenstellung der Versuchsergebnisse des N-Bilanz-Vergleichsversuches mit Casein (3facher NEB)*

| Gruppe Nr. | Ratte Nr. | BW % | NG/NEB | scheinb. VQ % | wahrer VQ % | Physiol. Nutzwert % | Tr.S.-A. % |
|---|---|---|---|---|---|---|---|
| 1 | 1 | 73,05 | 3,00 | 75,85 | 92,84 | 67,82 | 100,26 |
| | 8 | 73,72 | 2,98 | 77,74 | 94,82 | 69,90 | 100,00 |
| 2 | 2 | 74,32 | 3,00 | 74,31 | 91,48 | 67,99 | 100,08 |
| | 9 | 83,74 | 2,99 | 78,76 | 95,44 | 79,92 | 100,43 |
| 3 | 3 | 71,77 | 3,01 | 76,89 | 93,75 | 67,28 | 100,27 |
| | 10 | 80,53 | 2,99 | 76,57 | 93,58 | 75,36 | 100,26 |
| 4 | 4 | 77,56 | 3,00 | 77,35 | 94,32 | 73,15 | 101,91 |
| | 11 | 70,19 | 2,99 | 73,98 | 91,17 | 63,99 | 99,84 |
| 5 | 5 | 72,94 | 3,00 | 75,31 | 92,54 | 67,50 | 100,07 |
| | 12 | 77,75 | 3,00 | 80,52 | 97,41 | 75,74 | 100,18 |
| 6 | 6 | 72,83 | 3,00 | 75,27 | 92,43 | 67,32 | 100,08 |
| | 13 | 67,56 | 3,01 | 75,70 | 92,47 | 62,47 | 100,47 |
| 7 | 7 | 74,25 | 2,99 | 75,53 | 92,88 | 68,96 | 99,79 |
| | 14 | 70,49 | 2,99 | 76,40 | 93,23 | 65,72 | 100,30 |

Tabelle 24. *Zusammenstellung der Versuchsergebnisse des N-Bilanz-Versuches mit Casein (3facher NEB) und verschieden hohen Vitamin-$B_{12}$-Gehalten der Kost*

| Gruppe Nr. | Ratte Nr. | Vitamin $B_{12}$ γ % | BW % | NG/NEB | scheinb. VQ % | wahrer VQ % | Physiol. Nutzwert % | Tr.S.-A. % |
|---|---|---|---|---|---|---|---|---|
| 1 | 1 | 0,00 | 70,02 | 3,00 | 79,83 | 97,13 | 68,01 | 99,93 |
| | 8 | | 77,16 | 2,99 | 78,12 | 95,50 | 73,69 | 99,72 |
| 2 | 2 | 0,25 | 65,11 | 3,00 | 81,95 | 99,32 | 64,67 | 99,73 |
| | 9 | | 73,76 | 2,99 | 82,56 | 99,57 | 73,44 | 100,09 |
| 3 | 3 | 0,5 | 64,32 | 3,00 | 81,60 | 98,76 | 63,52 | 100,15 |
| | 10 | | 76,73 | 2,99 | 75,56 | 92,93 | 71,30 | 99,72 |
| 4 | 4 | 1,0 | 74,54 | 3,00 | 77,40 | 94,74 | 70,62 | 99,93 |
| | 11 | | 74,55 | 3,00 | 77,68 | 95,07 | 70,87 | 99,60 |
| 5 | 5 | 2,0 | 74,17 | 2,99 | 78,75 | 96,35 | 71,46 | 99,76 |
| | 12 | | 71,87 | 3,00 | 80,38 | 97,61 | 70,15 | 99,85 |
| 6 | 6 | 3,0 | 77,76 | 3,00 | 77,97 | 95,53 | 74,28 | 99,64 |
| | 13 | | 72,97 | 3,00 | 79,74 | 96,91 | 70,72 | 99,92 |
| 7 | 7 | 4,0 | 79,60 | 2,99 | 76,40 | 94,12 | 74,92 | 99,49 |
| | 14 | | 77,86 | 3,02 | 80,05 | 97,05 | 75,56 | 101,04 |

Auf eine fünftägige Vorperiode folgte für die ersten Tiere jeder Gruppe eine siebentägige und für die zweiten eine sechstägige Hauptperiode. Ihre Resultate gibt die Tabelle 24 wieder.

Die beiden Versuche zur Klärung einer Beeinflussung des Eiweißumsatzes durch Vitamin $B_{12}$ sind gleichmäßig verlaufen, so daß ein Vergleich der Ergebnisse mit und ohne Vitaminzugabe vorgenommen werden kann. Die Trokkensubstanzaufnahmen blieben stets gleichungsgerecht, das NG : NEB-Verhältnis betrug in allen Fällen 3,0.

Weder die Werte für die N-Verdaulichkeiten noch die gefundenen biologischen Eiweißwertigkeiten zeigen irgendwelche Unterschiede durch die Vitamin-$B_{12}$-Zugaben. Die beobachteten BW%-Werte der beiden Versuche werden in Tabelle 25 gegenübergestellt. Es zeigt sich deutlich, daß die Tiere im zweiten Versuch trotz der Vitamin-$B_{12}$-Zugaben das Eiweiß nicht besser verwerten konnten. Dazu wird zum Vergleich auf die Versuchsdurchschnitte verwiesen. Es ergaben sich keine Unterschiede in den Wurfdurchschnitten, wie auch der

Tabelle 25. *Gegenüberstellung und statistische Auswertung der BW%-Werte des ersten und zweiten Versuches*

| Gruppe | 1 | 2 | 3 | 4 | 5 | 6 | 7 | Durchschnitt |
|---|---|---|---|---|---|---|---|---|
| $B_{12}$-Geh. $\gamma$% | — | — | — | — | — | — | — | — |
| 1. Wurf | 73,05 | 74,32 | 71,77 | 77,56 | 72,94 | 72,83 | 74,25 | 73,82 |
| 2. Wurf | 73,72 | 83,74 | 80,53 | 70,19 | 77,75 | 67,56 | 70,49 | 74,85 |
| Sx | 146,77 | 158,06 | 152,30 | 147,75 | 150,69 | 140,39 | 144,74 | |
| $\bar{x}$ | 73,38 | 79,03 | 76,15 | 73,88 | 75,34 | 70,20 | 72,37 | 74,34 |
| SQ | 0,96 | 44,37 | 38,37 | 26,42 | 12,32 | 25,51 | 7,07 | S(SQ) = 155,02 |
| $s^2$ | 13,48 | 38,80 | 35,30 | 28,33 | 20,10 | 27,80 | 17,04 | |
| $s_d$ | 3,67 | 6,23 | 5,94 | 5,32 | 4,48 | 5,27 | 4,13 | |
| d | −0,96 | 4,69 | 1,81 | −0,46 | 1,00 | −4,14 | −1,97 | |
| t | 0,26 | 0,75 | 0,30 | 0,09 | 0,22 | 0,79 | 0,48 | |
| P | 81,5 | 57,2 | 81,5 | 93,7 | 87,4 | 57,2 | 70,5 | |

| Gruppe | 1 | 2 | 3 | 4 | 5 | 6 | 7 | Durchschnitt |
|---|---|---|---|---|---|---|---|---|
| $B_{12}$-Geh. $\gamma$% | 0,0 | 0,25 | 0,5 | 1,0 | 2,0 | 3,0 | 4,0 | |
| 1. Wurf | 70,02 | 65,11 | 64,32 | 74,54 | 74,17 | 77,76 | 79,60 | 72,22 |
| 2. Wurf | 77,16 | 73,76 | 76,73 | 74,55 | 71,87 | 72,97 | 77,86 | 74,99 |
| Sx | 147,18 | 138,87 | 141,05 | 149,09 | 146,04 | 150,73 | 157,46 | |
| $\bar{x}$ | 73,59 | 69,44 | 70,52 | 74,54 | 73,02 | 75,36 | 78,73 | 73,60 |
| SQ | 25,49 | 36,72 | 77,71 | 0,75 | 2,64 | 12,73 | 1,51 | S(SQ) = 157,55 |
| $s^2$ | 28,00 | 34,55 | 58,46 | 13,57 | 28,53 | 20,56 | 14,01 | |
| $s_d$ | 5,29 | 5,88 | 7,64 | 3,68 | 5,34 | 4,53 | 3,74 | |
| d | −0.01 | −4,16 | −3,08 | 0,94 | −0,58 | 1,76 | 5,13 | |
| t | 0,00 | 0,71 | 0,40 | 0,26 | 0,11 | 0,39 | 1,37 | |
| P | 100,0 | 61,2 | 74,8 | 81,5 | 93,7 | 75,8 | 39,3 | |

Berechnung des Mittelwertes und seines mittleren Fehlers aller BW%-Werte:

Sx = 2071,12 $\bar{x}$ = 73,97 SQ = 510,86 s = ± 0,82

Gesamtdurchschnitt des ersten Versuches mit 74,34% von dem des zweiten mit 73,60% nicht abweicht. Würde die Vitamin-$B_{12}$-Zugabe einen besseren Eiweißumsatz zur Folge gehabt haben, so hätte sich trotz der unterschiedlichen Höhen der Zulagen ein höherer Durchschnittswert ergeben müssen. Werden beide Versuche als ein Ganzes betrachtet und der Durchschnitt der 28 Einzelwerte errechnet, so ergeben sich 73,97% mit einem mittleren Fehler von ± 0,82. Die geringe Streuung scheint darauf hinzudeuten, daß keinerlei Einflüsse stattgefunden haben. Eine statistische Prüfung, ob sich die Gruppenmittel gesichert von dem jeweiligen Versuchsmittel unterscheiden, ergab, daß alle Werte einer statistischen Masse angehören. So liegt auch der Wert von 78,73%

der Gruppe 7 des zweiten Versuches zu 73,60% noch weit innerhalb der Fehlergrenze. Selbst die Differenz in der Gruppe 7 von 72,37% zu 78,73% läßt sich nicht sichern.

Die Untersuchungen zur Antastung eines Einflusses des Vitamin $B_{12}$ auf den Eiweißumsatz wachsender Albinoratten bei einer Caseingabe von dreifachem N-Erhaltungsbedarf ließen *keine Vitaminwirkung* erkennen.

*b) N-Bilanz-Versuche zur Antastung eines Zusammenhanges zwischen den beobachteten BW%-Werten von Weizeneiweiß (3facher NEB) und der Höhe des Vitamin-$B_{12}$-Gehaltes der Kost*

Da kein Einfluß des Vitamin $B_{12}$ auf den Umsatz von tierischem Eiweiß festzustellen war, erfolgten nun die gleichen Untersuchungen mit Weizeneiweiß. Der Versuch wurde mit neun männlichen Albinoratten mit einem Gewicht von 80—90 g durchgeführt.

Der gefütterte Weizen hatte folgende Zusammensetzung:

| | |
|---|---|
| Trockensubstanz | 100,00% |
| Rohasche | 1,94% |
| Organische Substanz | 98,06% |
| Rohprotein | 12,45% |
| Rohfaser | 2,47% |
| Rohfett | 4,33% |
| N-freie Extraktstoffe | 78,81% |

Zum Teil erfuhr der Weizen eine Vitaminisierung wie der Mais des Nicotinsäureamidversuches (s. S. 117). Für die einzelnen Ratten kamen folgende Zubereitungen in Frage:

| Ratte | | | |
|---|---|---|---|
| 1: | ohne Vitamine, | ohne Vitamin $B_{12}$, | nicht aufgeschlossen, |
| 2: | „ „ | „ „ | aufgeschlossen, |
| 3: | mit Vitaminen, | „ „ | „ |
| 4: | „ „ | mit 0,25 $\gamma$ % Vitamin $B_{12}$ | „ |
| 5: | „ „ | „ 0,50 „ „ | „ |
| 6: | „ „ | „ 1,00 „ „ | „ |
| 7: | „ „ | „ 2,00 „ „ | „ |
| 8: | „ „ | „ 3,00 „ „ | „ |
| 9: | „ „ | „ 4,00 „ „ | „ |

Mit diesem Futter wurde eine längere Vorfütterungszeit durchgeführt (8 Tage). Dabei richtete sich die Futtereinwage wie im anschließenden N-Bilanz-Versuch nach der täglichen Gewichtsbestimmung. Die Tiere erhielten das Dreifache des N-Erhaltungsbedarfes in Form von Weizen und den verbleibenden Rest als N-freies Grundfutter.

Die *Zusammenstellung der Ergebnisse* einer siebentägigen Hauptperiode bringt die Tabelle 26. Es zeigt sich, daß die Futtertrockensubstanzaufnahme und damit auch das NG : NEB-Verhältnis sehr gleichmäßig eingehalten werden konnte. In den Verdaulichkeiten lassen sich keine Einflüsse der verschieden hohen Vitamin-$B_{12}$-Gehalte erkennen. Der durchschnittliche „scheinbare Verdaulichkeitsquotient" liegt bei 72,93 ± 1,23% und der „wahre" bei 89,43 ± 1,21%. Ebenso wie in dem vorangegangenen Versuch kann kein Zusammenhang zwischen der Vitamingabe und der beobachteten biologischen Eiweißwertigkeit festgestellt werden. Der allgemeine Durchschnitt der BW%-Werte liegt bei 65,70 ± 0,87%. Die geringe Streuung unterstreicht, daß kein Einfluß stattgefunden hat. Eine Ergänzung des Weizens mit den anderen Vitaminen und eine Hitzebehandlung änderten das Bild nicht.

Tabelle 26. *Zusammenstellung der Versuchsergebnisse des N-Bilanz-Versuches mit Weizeneiweiß (3facher NEB) bei verschieden hohen Vitamin-$B_{12}$-Gehalten der Kost*

| Ratte Nr. | Vit.-$B_{12}$-Geh. $\gamma$ % | Vitaminisierung | BW % | NG / NEB | scheinb. VQ % | wahrer VQ % | Physiol. Nutzwert % | Tr.S.-A. % |
|---|---|---|---|---|---|---|---|---|
| 1 | 0 | — | 65,95 | 3,0 | 78,25 | 94,62 | 62,40 | 100,25 |
| 2 | 0 | — | 69,65 | 3,0 | 72,95 | 89,59 | 62,40 | 100,11 |
| 3 | 0 | + | 65,11 | 3,0 | 70,16 | 86,56 | 56,36 | 100,12 |
| 4 | 0,25 | + | 63,25 | 3,0 | 71,35 | 87,81 | 55,54 | 100,12 |
| 5 | 0,5 | + | 67,06 | 3,0 | 73,84 | 90,31 | 60,56 | 100,23 |
| 6 | 1,0 | + | 60,79 | 3,0 | 67,29 | 83,80 | 50,94 | 99,88 |
| 7 | 2,0 | + | 66,55 | 3,0 | 74,08 | 90,66 | 60,33 | 99,77 |
| 8 | 3,0 | + | 64,92 | 3,0 | 70,24 | 86,68 | 56,27 | 100,12 |
| 9 | 4,0 | + | 68,01 | 3,0 | 78,23 | 94,81 | 64,48 | 99,77 |

Mit der angewandten tastenden Versuchsanlage konnte *keine Wirkung des Vitamin-$B_{12}$-Zusatzes* von 0,25—4,00 $\gamma$% zum Futter auf den Eiweißumsatz gefunden werden. So ließ sich auch pflanzliches Eiweiß nicht besser verwerten.

## 2. *Zusammenfassung*

Da insgesamt nur 90 $\gamma$ Vitamin $B_{12}$ in Ampullen (Firma N. V. ORGANON OSS, Holland) zur Verfügung standen, konnten nur Tastuntersuchungen durchgeführt werden. Es wurde die biologische Eiweißwertigkeit von Casein (3facher NEB) ohne und mit Vitamin-$B_{12}$-Zugaben geprüft. Die Vitamindosierung belief sich auf 0,25—4,00 $\gamma$ je 100 g Futtertrockensubstanz. Mit gleichen Vitamin-$B_{12}$-Zusätzen kam der Weizen (gemahlen, 3facher NEB) zur Verfütterung.

Es ergab sich, daß *ein Einfluß des Vitamins auf die BW%-Werte unter den gegebenen Umständen nicht ermittelt werden konnte.* In diesem Zusammenhang soll auf die geregelte, dem Gewicht entsprechende Futtergabe hingewiesen sein, die ein besseres Wachstum und damit gegebenenfalls eine bessere Auswertung der Nahrungsproteine durch Anregung zu erhöhter Futteraufnahme ausschaltet.

Fortsetzung folgt

Papier | Fördert gute Waldnutzung
FSC® C083411

Zeitfracht Medien GmbH
Ferdinand-Jühlke-Straße 7
99095 Erfurt, Deutschland
produktsicherheit@kolibri360.de